# 中医药壮瑶医药养生保健适宜技术

◉ 刘璟 唐玉萍 陈艳 主编

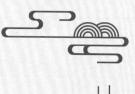

U0397028

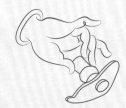

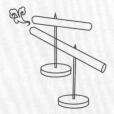

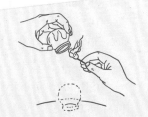

广西科学技术出版社

图书在版编目（CIP）数据

中医药壮瑶医药养生保健适宜技术 / 刘璟，唐玉萍，陈艳主编 . —南宁：广西科学技术出版社，2023.7

ISBN 978-7-5551-2007-0

Ⅰ.①中… Ⅱ.①刘… ②唐… ③陈… Ⅲ.①壮医—养生（中医） ②瑶医—养生（中医） Ⅳ.① R291.8 ② R295.1

中国国家版本馆 CIP 数据核字（2023）第 130761 号

ZHONGYIYAO ZHUANG-YAOYIYAO YANGSHENG BAOJIAN SHIYI JISHU
中医药壮瑶医药养生保健适宜技术

刘璟　唐玉萍　陈艳　主编

| | | | |
|---|---|---|---|
| 责任编辑：黎志海　梁珂珂 | | 装帧设计：梁　良 | |
| 责任校对：盘美辰 | | 责任印制：陆　弟 | |

出 版 人：卢培钊　　　　　　　　　出版发行：广西科学技术出版社

社　　　址：广西南宁市东葛路 66 号　　邮政编码：530023

网　　　址：http://www.gxkjs.com

经　　　销：全国各地新华书店

印　　　刷：广西昭泰子隆彩印有限责任公司

开　　　本：787 mm × 1092 mm　　1/16

字　　　数：191 千字　　　　　　　　印　　张：11

版　　　次：2023 年 7 月第 1 版

印　　　次：2023 年 7 月第 1 次印刷

书　　　号：ISBN 978-7-5551-2007-0

定　　　价：68.00 元

# 前　言

中医药民族医药是我国重要的卫生资源、文化资源和生态资源，包含着中华民族几千年的健康养生理念及其实践经验，是中华文明的瑰宝。传承创新发展中医药是新时代中国特色社会主义事业的重要内容。习近平总书记多次对中医药工作作出重要指示，强调要遵循中医药发展规律，传承精华，守正创新，加快推进中医药现代化、产业化，推动中医药事业和产业高质量发展，充分发挥中医药防病治病的独特优势和作用，为建设健康中国贡献力量。

随着经济社会的变革，人民群众对健康养生观念的改变，国家对中医药工作的重视，康养产业在全国各地蓬勃发展。在广西，传统中医药及特色壮瑶医药养生技术具备得天独厚的优势，深受人民群众的认可和喜爱。然而，人才缺乏和技术标准不统一成为制约广西康养产业发展的瓶颈。为此，广西壮族自治区党委、人民政府及中医药管理局等有关部门出台了一系列康养产业相关政策和配套措施。广西骨伤医院 2020 年始被认定为广西中医药壮瑶医药康养人才培训基地，每年举办 1~2 次中医药壮瑶医药健康养生保健人才培训班。在 4 年多的培训活动中，我院不断总结经验，组织编写这本关于中医药壮瑶医药养生保健技术的教材，旨在建立康养人才培训地方标准，提高康养保健机构中医药壮瑶医药康养技术水平及从业人员素质，推广极具中医药及民族特色的养生保健技术的应用，为建设壮美广西贡献微薄之力。

本书是编者在从事多年临床工作基础上，结合中医临床教学、康养人才培训的心得体会，参考中医药壮瑶医药传统养生保健技术编写而成。本书突出职业培训特点，强调养生保健技术的实用性，使学员充分掌握中医药壮瑶医药养生保健的基本知识、基本理论和操作技能，力求做到专业规范、简洁明晰、图文并茂、实用性强。本书共八章内容，其中第一章、第二章主要介绍中医养生学基本知识及发展简史，第三章介绍中医养生学基础理论，第四章主要介绍按摩、艾灸、拔罐、刮痧等四项中医养生保健技术，第五章主要介绍药膳食养知识及广西"桂十味"等区域特色药材及药膳示例，第六章主要介绍传统健康养生功法中的八段锦及五禽戏，第七章主要介绍常见亚健康状态中医养生保健技术的综合应用，第八章主要介绍九种体质中医养生保健技术的综合调理。

本书在编写过程中得到多位领导和专家的热情帮助和指导。广西壮族自治区中医药管理局对本书编写进行了指导，广西卫生职业技术学院陈国兴、石顺欢、谢伟全、唐国俊、林宇涛等同学作为实操模特提供拍摄帮助。同时，本书在编写中参阅借鉴了部分专家、学者的研究成果和论著，在此一并表示衷心的感谢！

由于时间仓促，水平有限，书中存在许多不足之处，恳请各位读者批评指正！

编者<br>2023 年 7 月

# 目 录

# 第一章　中医养生学导论

## 一、中医养生基本概念

中医养生是指在中医理论范畴内的养生，是以中医理论为指导，根据人类所认知的生命发生发展变化规律及本质特征，研究增强体质、防病延年、促进身心健康以养护生命的方法、规律与原理的一门学科，也是最能体现中医特色和优势的一门学科。

中医学的整体观、恒动观、病因观等基本概念，脏腑、经络腧穴、气血津液、体质、运气、阴阳、五行等理论或学说，都在中医养生学中得到了具体的应用。

## 二、中医养生目的

中医养生的目的是顺应疾病谱和医学模式的变化，降低亚健康人群数量增长态势，普及中医养生及治未病思想，满足人民群众对健康长寿的高质量需求。

### （一）尽享天年

天年，又称天寿、上寿，即人的自然寿命（指历法年龄），是人在出生前、出生后，顺应自然规律，且在不受社会、心理等因素影响的状况下，生命所能达到的最大年数。《灵枢·天年》云："人之寿百岁而死……百岁，五脏皆虚，神气皆去，形骸独居而终矣。"有道是"长命百岁"，说明天年当指一百岁或一百二十岁，但现今世上绝大多数人其实都活不过一百岁，更别说一百二十岁，这是什么原因造成的呢？《素问·上古天真论》云："今时之人不然也，以酒为浆，以妄为常，醉以入房，以欲竭其精，以耗散其真，不知持满，不时御神，务快其心，逆于生乐，起居无节，故半百而衰也。"《养生延命录》云："人生而命有长短者，非自然也，皆由将身不谨，饮食过差，淫佚无度，忤逆阴阳，魂神不守，精竭命衰，百病萌生，故不终其寿。"据此不难发现，逆"常度"而多有所"伤"，不知晓或不谨守中医养生之道，是人们不能尽享天年的主要原因。

### （二）维护健康

健康不仅是没有疾病，还包括躯体健康、心理健康、社会适应良好和道德健康，即现代的"四维健康"，是指人们在躯体、心理、社会、道德等方面处于完美或良好状态。《素问·上古天真论》云："志闲而少欲，心安而不惧，形劳而不倦，气从以顺……美其食，任其服，乐其俗，高下不相慕……嗜欲不能劳其目，淫邪不能惑其心，愚智贤不肖，不惧于物，故合于道。"其中实际已包含躯体、心理、社会、道德的四维健康（图 1-1）。

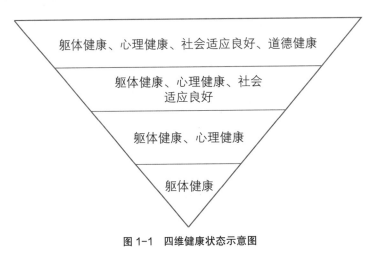

图 1-1 四维健康状态示意图

《灵枢·终始》云："形肉血气必相称也，是谓平人。""平人"即健康人。在中医养生学中，健康常常通过形、神之间的关系进行表述，也就是说健康是"形与神俱""形神合一"的稳定状态。其中，形健康的主要表现有眼睛有神，呼吸微徐，脉象缓匀，形体壮实，须发润泽，面色红润，牙齿坚固，双耳聪敏，声音响亮，腰腿灵便，食欲正常，二便正常等；神健康的主要表现有精神愉快，记忆良好，心态平和，道德高尚，适应良好等。因此，形与神已经涵括了四维健康的所有要素。

### （三）防御疾病

疾病，现代多认为是人体在一定病因的损害性作用下，因自稳调节紊乱而发生的异常生命活动过程。疾病是影响寿命和健康的重要因素，故中医养生特别注重治未病。《灵枢·逆顺》云："上工治未病，不治已病。"为医者要懂得指导人们预防疾病发生，还要懂得如何阻断疾病发展，"消未起之患，治未病之疾，医之于无事之前"，从而掌握应对疾病的主动权。

《素问·平人气象论》云："平人者，不病也。"中医学多认为，疾病是相对于健康而言的，以健康作为参照，即没有健康就无所谓疾病，没有疾病也无所谓健康，疾病与健康存在着对立、共存的关系。认识到这点，也就很容易理解中医"带病延年"的道理。

### （四）延缓衰老

衰老，又称老化，是人体生命过程中的自然规律。衰老意味着机体自我修复能力和抗病能力逐渐减退，健康状态变差，更容易患病和死亡。现代常将衰老分为生理性衰老和病理性衰老两类，生理性衰老是指在生理状况下，人体随着年龄增长到成熟期后所出现的，规律性正常生理性退化或丧失的过程；病理性衰老，又称早衰，是指在病理状况下，环境、遗传、精神、心理、劳逸等因素导致衰老现象提前发生的过程。无论生理性衰老，还是病理性衰老，若运用正确的养生方法，都能延缓这个退行性变化的过程，从而延续人的正常生命活动状态。

## 三、中医养生基本特点

### （一）整体调摄

人体的各脏腑、组织和器官在生理功能上相互联系，病理变化上相互影响。中医养生强调整体调摄，顾及全身气血阴阳及脏腑功能，扶正祛邪，通过整体调摄，切断病变在脏腑间相互转变的连锁反应。

### （二）辩体施养

体质是受先天禀赋、年龄、性别、精神状态、生活及饮食条件、环境、疾病、体育锻炼、社会等众多因素影响，逐渐形成的结构、功能和代谢上的个体特殊性。个体体质的不同，表现为在生理状态下对外界刺激的反应和适应上的某些差异性及发病过程中对某些致病因子的易感性和疾病发展的倾向性。

### （三）中和平衡

养生的关键在于遵循自然及生命过程的变化规律，掌握和谐适度、中和平衡的观点。以食养为例，过食肥鲜，恐肥甘厚腻，而节食少餐或只食蔬果，又恐脏腑气血得不到温养，都对健康无益。

## （四）应用广泛

中医养生贯穿人一生中衣食住行等诸多方面。生命自母体妊娠之始，直至耄耋，全生命周期都需要健康养护。人在未病之时、患病之中、病愈之后，都有养生的必要。

## 四、中医养生基本原则

### （一）法于阴阳，顺应自然

人的生命，源于阴阳之气的结合，是自然的产物。人的生命过程，无时不受阴阳法则和自然规律的支配。因此，遵循阴阳的规律，顺应自然的法则，是中医养生的基本前提和重要原则。正因为阴阳法则始终对人体生命活动起着如此重要的规定作用，《素问》开篇《上古天真论》就指出了"法于阴阳，和于术数"的养生总纲。"法于阴阳"，就是要遵循天地阴阳变化的规律来调节人体阴阳。"和于术数"，就是综合运用各种养生方法来调养身心。即在养生活动中，要注意全方位、全周期地系统调理，多种方法配合，以达到最佳的效果。

顺应自然，就是要顺应自然法则，不违背自然规律，合理安排日常起居。《老子》的"道法自然"，认为道是事物本来规律的体现。自然指的是自然界，是人类存在的客观环境。顺应自然，是中国传统文化"天人合一"思想的体现。人是自然之子，与自然同构，并与自然遵循同一规律；人依赖自然而生存，并受自然规律的制约和支配。因此，顺四时，适寒暑，察地理，使人与自然保持和谐发展，这是保持健康的重要内容，也是人类健康的基本象征。

### （二）动静结合、形神共养

动静相随，形神相依，这种辩证统一的关系，决定了生命活动的平衡稳定与协调和谐。因此，中医养生必须静以养神，动以养形，动静结合，形神兼养，以保持生命活动的和谐，达到健康长寿的目的。《延年九转法·全图说》云："人身，阴阳也；阴阳，动静也。动静合宜，气血和畅，百病不生，乃得尽其天年。"动以养形，《吕氏春秋·尽数》云："流水不腐，户枢不蠹，动也。形气亦然，形不动则精不流，精不流则气郁。"运动可以强化人体各组织器官的功能，促进气机通畅，气血调和，经络通达，九窍和利，从而增强人的体质，提升抗御病邪的能力，预防疾病的发生。静以养神，《黄帝内经》提出了"恬淡虚无"的养生防病思想，认为心神为一身之统领，任诸物而理万机，具有易动难静的特点，故清静养神十分重要，"静则神藏"，心静则神凝，神凝则心定，如此神藏而不妄耗。

形神共养，形神合一，两者相辅相成，不可分离，共同维持着人的生命活动。健康的形体是精力充沛、思维敏捷的物质保证；而充沛的精神和乐观的情绪又是形体健康的主要条件。中医养生重视形体与精神的整体调摄，提倡形神兼养，养神为上。养神和养形有着密切的关系，两者不可偏废，要同时进行。养形调神，守神全形，使得形体健壮而精力充沛，最终达到"形与神俱，而尽终其天年"的养生目的。

### （三）保养精气、调和脏腑

精和气是生命活动的物质基础，脏腑是人体强壮的根本所在。只有精气饱满，脏腑坚固，人的生命才能健康存续。因此，保养精气，调和脏腑，是中医养生的重要原则和核心任务。精、气、神是人体生命活动的三大根本因素，被称为人身三宝，既禀受于先天，又养育于后天，决定人体的生殖、生长和衰老，其重要性不言而喻。只有精气充盈，神气旺盛，身体才能健康无病，才有希望延年益寿。

人体的生命活动基于脏腑功能而展开。总体来说，五脏主藏精，六腑主化物；五脏以守为攻，六腑以通为用。人体脏腑的生理功能虽各有不同，但都在同一个有机整体中彼此相应，互相配合，共同完成受纳水谷、化生气血、藏守精气等各种生理活动。调和脏腑，就是要以脏腑的生理特性和功能为出发点，顺应其本性，根据其特点，采取相应的养护方法及措施。

### （四）三因制宜、综合调养

中医学认为，人的生命健康和疾病的发生、传变、预后等受多种因素的综合影响，如季节气候、地域环境及人的年龄、性别、体质等。因此，中医养生需要充分认识这些因素，遵循三因制宜、综合调养的基本原则。三因制宜即因时、因地、因人制宜，依据时间、空间和个体的不同制定不同的养生策略以调养身心，是中医养生学整体动态观念的体现。

中医养生应从人体全局着眼，注意到生命活动的各个环节，全面考虑，综合调养。中医养生方法众多，不同的方法作用于人体不同的系统、层次，具有不同的效能。恰如李梴在《医学入门·保养说》中说："避风寒以保其皮肤、六腑""节劳逸以保其筋骨五脏""戒色欲以养精，正思虑以养神""薄滋味以养血，寡言语以养气"。因此，中医养生在强调全面、协调、适度的同时，也强调养生要有针对性，即根据实际情况，具体问题具体分析，从整体着眼，对人体进行全面调理和保养，使人体内外协调，适应自然变化，增强抗病能力，避免出现失调、偏颇，达到人与自然、体内脏腑气血阴阳的平衡统一，这便是综合调养。

### （五）全程养护、高质生活

人的生命要经过生、长、壮、老的不同年龄阶段，各阶段有不同的特征。中医养生是针对人的全生命周期，追求至高品质生活的养护行为，贯穿于人生命形成至生命消亡的全过程。由于不同年龄阶段，人体的生理状态与疾病发生、发展和转归有不同特点，中医养生还需根据不同的年龄阶段，采取相应的养护方法，以达到保养生命、防止病情转变和复发以促进人体健康，并达到高品质生活的目的。

# 第二章　中医养生学发展简史

中医养生学的起源与发展经历了一个漫长的过程，在人类与大自然的磨合中积累了丰富的经验。历代医家、养生家和人民群众不断总结，形成了一套成熟的中医养生理论体系，并对人类的繁衍生息做出了不可磨灭的贡献，影响深远。纵观中医养生学的起源与发展，可分为以下几个历史阶段。

## 一、远古时期

自从有了人类，就开始有了衣、食、住等最基本的与保健相关的活动，催生中医养生学的萌芽。先人利用火以御寒、熟食，创作舞蹈以保健身体，筑巢穴以抵御风寒。这一阶段有伏羲、彭祖两位中医养生先驱。

伏羲是中医学的鼻祖之一，相传伏羲仰观俯察，把天地、日月、昼夜等用阴爻和阳爻来区别，而阴爻、阳爻的各种动态组合被称为八卦。伏羲从八卦的变爻中发现了人与自然的规律，经后世的不断发展成为中医养生思维方法的核心。他的医学思想对中医养生学理论产生了深远影响。

彭祖是中医养生文化史上的重要人物，被人们称为长寿之祖，他的导引行气术、调摄养生术、膳食养生术及房中养生术等养生思想在中医养生学中具有重要地位。

## 二、先秦时期

先秦时期，各家养生思想活跃，形成了百家争鸣的局面，其中以《周易》、道家、儒家、杂家和《管子》的思想最具代表性。

《周易》将早期的八卦演变成六十四卦，以八种代表自然现象的哲学符号，来阐释宇宙间事物的变化规律，其中所蕴含的养生思想影响深远。"天人合一"的整体观是其思想的精髓之一，意为天、地、人是和谐统一的，人类应遵循自然规律，应天时而动。同时，《周易》提出了居安思危的预防观。《周易·系辞下》中载："是故君子安而不忘危，存而不忘亡，治而不忘乱。"

老子、庄子是先秦时期道家的代表人物，他们认为遵循"道"的规律可实现"根深固柢，长生久视"，强调"人法地，地法天，天法道，道法自然"，顺应自然以养生，同时提倡形神兼养、清静无为的养生思想。

以孔子、孟子为代表的儒家养生思想涉及修德养心、精神调摄、身体护养等多个方面，促进了中医养生理论的形成。

先秦诸子百家在探讨生命的发展规律中，提出了许多养生思想。管子提出"精气说"，认为"精也者，气之精者也"，精气是生命的源泉，主张存精以养生。杂家的现存著作中，《吕氏春秋》认为人体由精气生成，精气血脉依赖形体的运动才能贯注全身，提出了运动养生的观点。韩非子则提出了啬神养生的观点，认为思虑过多或过度追求享乐不利于养生。

## 三、汉唐时期

两汉时期，社会安定，国家统一，是中国古代文化的大发展时期，也是养生文化的兴盛期。汉代出现了《黄帝内经》《伤寒论》《神农本草经》等一批重要的文献，确立了中医理论的基本体系。魏晋至隋唐时期，中外经济文化交流密切，这一时期的养生文化融道、儒、佛三家的养生思想于一体，中医养生理论日趋成熟。

《黄帝内经》总结了汉代以前（包括汉代）中医学发展的经验和成果，是中医理论体系中的重要组成部分。书中强调人与自然的关系，认为人类健康之本在于阴阳协调，顺应四时；提倡通过饮食、药物、运动等进行调养，淡泊宁静，清心寡欲，从而达到形神统一。

医圣张仲景是一位杰出的医家和养生家，他在著作中记述了包括饮食、运动、精神、房事、顺时、避邪等大量的养生方法。

《神农本草经》是我国现存最早的药物学专著，它系统总结了汉代以前许多医家和民间的用药经验，其养生观念对后世养生学的发展产生了重要影响。

汉唐时期，社会稳定，中外文化交流频繁，儒、道、佛三家思想相互融合、渗透。儒家强调中庸思想，顺应天道，知足常乐；道家强调清静无为，顺应自然；佛家重视精神养生，强调防病治病。三家思想与当时医家思想的融会贯通，大大丰富和发展了中医养生学的内容。

## 四、宋元时期

宋元时期是中国封建社会的中期，中医养生学进入新的阶段。该时期在药物养生、针灸养生、饮食养生方面迅速发展，研究更为深入，充实和完善了中医养生学理论。

到宋元时期，中医养生学的研究重点转向老年养生。元代邹铉的《寿亲养老新书》中论述了老年人的生理病理变化情况，并不断丰富治疗方法和原则，强调精神摄养对老年养生的重要性，极大地充实了老年养生的内容。

## 五、明清时期

明清时期，印刷术和造纸术技艺更为精湛，使传统的养生文献和大量的养生专著得以印刷和普及，极大地推动了中医养生思想的传播和发展。这一时期运动养生、精神养生、老年养生等养生理论和方法各具特色，养生著作颇多，使得中医养生学理论和方法日臻完善。李时珍的《本草纲目》对药物养生、饮食养生进行了详细的论述。他主张补肝肾，调脾胃，其中有关补肝肾的方药约90种，调脾胃的方药约70种。曹庭栋在《老老恒言》中依据老年人脾胃虚弱的特点，编制粥谱，用于无病自养，病时调理，为后世运用药物、饮食来养生提供了参考和便利。

## 六、近代与现代

鸦片战争后，中医养生学的发展遭受重创。当时的养生著作屈指可数，直到新中国成立后，中医药事业才重获新生。这个时期，有些医家和养生家认为中西医各有所长，试图融合两种学术思想，开辟一条中西医融会贯通的养生发展道路。

新中国成立以后，随着中医养生教学、研究、服务机构的逐步建立，养生保健活动及研究工作的开展，中医养生学焕发了新的生机。同时，运用现代科研手段，对传统的中医养生理论和方法技术进行了多方面的研究，对中医养生学理论发展起到了较大的推动作用。

随着当前大健康时代的到来，健康中国战略的实施，健康产业的兴起，中医养生所蕴含的有关生命的价值观更加显现。随着国家的大力发展及推动，中医也迎来更多发展机遇。伴随着中华民族的伟大复兴，中医药文化必将与多领域擦出不一样的火花，绽放出更加瑰丽的光彩。

# 第三章　中医养生学基础理论

## 一、中医学、中医基础理论、中医学理论体系的基本概念

### （一）中医学

中医学是发祥于中国古代的研究人体生命、健康、疾病的科学。它具有独特的理论体系、丰富的临床经验和科学的思维方法，是以自然科学知识为主体、与人文社会科学知识相交融的科学知识体系。

### （二）中医基础理论

中医基础理论即中医学的基础医学，是指导中医预防医学和临床医学的理论基础。它包括：

（1）中医学的哲学基础（精气学说、阴阳学说、五行学说）；

（2）中医对正常人体的认识；

（3）中医对疾病的认识；

（4）中医养生和诊疗疾病的原则。

### （三）中医学理论体系

中医学理论体系是包括理、法、方、药在内的整体，是关于中医学的基本概念、基本原理和基本方法的科学知识。它以整体观、恒动观、平衡观为主导思想，以精气学说、阴阳学说、五行学说为哲学基础和思维方法，以脏腑经络及精气血津液为生理病理学基础，以辨证论治为诊治特点的独特的医学理论体系。

## 二、中医学理论体系的主要特点

### （一）整体观念

整体观念是中医学关于人体自身的完整性及人与自然、社会环境的统一性的认识。

（1）人体是一个有机整体。包括生理、病理、诊治上的整体观。

（2）人与自然环境的统一性。包括自然环境对人体生理、病理的影响，以及

与疾病防治的关系。

（3）人与社会环境的统一性。包括社会环境对人体生理、病理的影响，以及与疾病防治的关系。

（4）整体观与现代医学模式为生物—心理—社会—生态医学模式。

## （二）辨证论治

辨证论治是中医学认识疾病和处理疾病的基本原则。

（1）病，即疾病，是致病邪气作用于人体，人体正气与之抗争而引起的机体阴阳失调、脏腑组织损伤或生理功能障碍的一个完整的生命过程。

（2）证，即证候，是疾病过程中某一阶段或某一类型的病理概括。一般由一组相对固定的、有内在联系的、能揭示疾病某一阶段或某一类型病变本质的症状和体征构成。

（3）症，即症状和体征的总称。包括自觉症状和他觉症状。

患病会出现若干症状。症状是病的现象，通过分辨症状，可进一步分辨出证候。证候是病的本质，是症的病理概括，是辨证的基础。因此，中医治疗的主要依据是证。同一种病，由于发病的时间、地域不同，或所处的疾病的阶段或类型不同，或患者的体质有异，所反映出的证候不同，因而治疗也就有异，这是同病异治。而几种不同的疾病，在其发展变化过程中出现了大致相同的病机和证候，就可用大致相同的治法和方药来治疗，这是异病同治。

# 三、中医学的哲学基础

## （一）精气学说

精，又称精气，古代哲学中一般泛指气，是一种充塞于宇宙之中的无形而运行不息的极细微物质，是构成宇宙万物的本原；在某些情况下专指气中的精粹部分，是构成人类的本原。气，指存在于宇宙之中的不断运动且无形可见的极细微物质，是宇宙万物的共同构成本原。精气是天地万物相互联系的中介，维系着天地万物之间的相互联系，使万物得以相互感应。

中医学的精，也称精气，是指藏于脏腑中的液态精华物质，是构成人体和维持人体生命活动的最基本物质，包括父母遗传的生命物质——先天之精，后天获得的水谷之精——后天之精。中医学的气，是指人体内生命力很强、不断运动却无形可见的极细微物质，既是人体的重要组成部分，又是激发和调控人体生命活动的动力源泉，以及感受和传递各种生命信息的载体。

## （二）阴阳学说

阴阳属中国古代哲学的范畴，是对自然界相互关联的某些事物或现象对立双方属性的概括。它既可以标示相互关联又相互对立的两种事物或现象，也可以标示同一事物内部相互对立的两个方面。《素问·阴阳应象大论》中载："阴阳者，天地之道也，万物之纲纪，变化之父母，生杀之本始。"事物的阴阳属性归类见表3-1。

表3-1　事物的阴阳属性

| 属性 | 空间 | 时间 | 季节 | 温度 | 湿度 | 重量 | 亮度 | 事物运动状态 | | | |
|---|---|---|---|---|---|---|---|---|---|---|---|
| 阳 | 上/外 | 昼 | 春夏 | 温热 | 干燥 | 轻 | 明亮 | 上升 | 动 | 兴奋 | 亢进 |
| 阴 | 下/内 | 夜 | 秋冬 | 寒凉 | 湿润 | 重 | 晦暗 | 下降 | 静 | 抑制 | 衰退 |

## （三）五行学说

五行，即木、火、土、金、水五种物质及其运动变化。五行学说是我国古代的取象比类学说，是研究木火土金水五行的概念、特性、生克制化乘侮规律，并用以阐释宇宙万物的发生、发展、变化及相互关系的一种古代哲学思想（图3-1）。

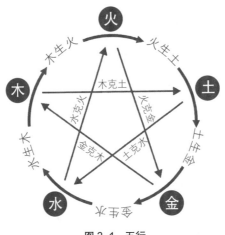

图3-1　五行

五行的特性：木曰曲直，生长、升发、条达、舒畅；火曰炎上，温热、上升、光明；土爰稼穑，生化、承载、受纳；金曰从革，沉降、肃杀、收敛；水曰润下，滋润、下行、寒凉、闭藏。

用五行相生说明五脏之间的资生关系：木（肝）生火（心），则肝藏血以济心，肝之疏泄以助心行血；火（心）生土（脾），心之阳气可以温煦脾土，助脾运化；土（脾）生金（肺），脾运化水谷之精可以益肺；金（肺）生水（肾），肺之精津下行以滋肾精，肺气肃降以助肾纳气；水（肾）生木（肝），肾藏精以滋养肝血，肾阴资助肝阴以防肝阳上亢。

用五行相克说明五脏之间的制约关系：木（肝）克土（脾），肝气条达，可以疏泄脾土之壅滞；火（心）克金（肺），心火之阳热，可以抑制肺气清肃太过；土（脾）克水（肾），脾气之运化水液，可防肾水之泛滥；金（肺）克木（肝），肺气清肃，可以抑制肝阳之上亢；水（肾）克火（心），肾水上济于心，可以防止心火之亢烈（表 3-2）。

**表 3-2　事物的五行属性**

| 五行 | 五脏 | 五腑 | 五季 | 五体 | 五官 | 五华 | 五色 | 五味 | 五方 | 五志 | 五藏 | 五常 | 五劳 | 五候 | 五液 | 五嗅 | 五声 |
|---|---|---|---|---|---|---|---|---|---|---|---|---|---|---|---|---|---|
| 木 | 肝 | 胆 | 春 | 筋 | 目 | 爪 | 青 | 酸 | 东 | 怒 | 魂 | 仁 | 行 | 风 | 泪 | 臊 | 呼 |
| 火 | 心 | 小肠 | 夏 | 脉 | 舌 | 面 | 赤 | 苦 | 南 | 喜 | 神 | 礼 | 视 | 暑 | 汗 | 焦 | 笑 |
| 土 | 脾 | 胃 | 长夏 | 肉 | 口 | 唇 | 黄 | 甘 | 中 | 思 | 意 | 信 | 坐 | 湿 | 涎 | 香 | 歌 |
| 金 | 肺 | 大肠 | 秋 | 皮 | 鼻 | 毛 | 白 | 辛 | 西 | 悲 | 魄 | 义 | 卧 | 燥 | 涕 | 腥 | 哭 |
| 水 | 肾 | 膀胱 | 冬 | 骨 | 耳 | 发 | 黑 | 咸 | 北 | 恐 | 志 | 智 | 立 | 寒 | 唾 | 腐 | 呻 |

## 四、藏象学说

### （一）藏象的基本概念

藏象又称脏象，是指藏于体内的内脏及其表现于外的生理病理征象及与自然界相通应的事物和现象。藏，是藏于体内的内脏，实际上是以五脏为中心的五个生理病理系统，包括五脏（肝、心、脾、肺、肾）、六腑（胆、胃、小肠、大肠、膀胱、三焦）、奇恒之腑（脑、髓、骨、脉、胆、女子胞）。

### （二）五脏、六腑与奇恒之腑的生理特点

脏腑分为脏、腑和奇恒之腑三类。脏有五，即心、肺、脾、肝、肾，合称五脏。腑有六，即胆、胃、小肠、大肠、膀胱、三焦，合称六腑。奇恒之腑亦有六，即脑、髓、骨、脉、胆、女子胞。五脏共同的生理特点是化生和贮藏精气，故称"五脏藏精气而不泄"；六腑共同的生理特点是受盛和传化水谷，故称"六腑传化物而不藏"；奇恒之腑在形态上中空有腔与六腑相类，功能上贮藏精气与五脏相同，但与五脏和六腑都有明显区别，故称为奇恒之腑。

## 五、经络学说

### （一）经络、腧穴的基本概念

经络，是经脉和络脉的总称，是运行全身气血，联络脏腑形体官窍，沟通上下内外，感应传导信息的通路系统，是人体结构的重要组成部分。经络学说，是研究人体经络系统的概念、构成、循行分布、生理功能、病理变化及脏腑形体官窍、精气血神之间相互联系的基础理论，是中医学理论体系的重要组成部分。

腧穴，人体脏腑经络之气输注于体表的特殊部位。主要分为三类：十四经穴，具有固定的名称和位置，且归属于十二正经和任脉、督脉的腧穴；奇穴，既有一定名称，又有明确位置，但没有归经的腧穴；阿是穴，既无固定名称，亦无固定位置，而是以压痛点或病变部位、其他反应点等作为针灸部位的腧穴。

### （二）经络系统的组成

（1）经脉。十二正经（表3–3）、十二经别、奇经八脉。

（2）络脉。十五别络、浮络、孙络。

（3）连属部分。十二经筋、十二皮部。

表3-3　十二正经

| 分类 | 经脉名称 |
|------|----------|
| 手三阴经 | 手太阴肺经 |
|  | 手少阴心经 |
|  | 手厥阴心包经 |
| 手三阳经 | 手阳明大肠经 |
|  | 手太阳小肠经 |
|  | 手少阳三焦经 |
| 足三阳经 | 足阳明胃经 |
|  | 足太阳膀胱经 |
|  | 足少阳胆经 |
| 足三阴经 | 足太阴脾经 |
|  | 足少阴肾经 |
|  | 足厥阴肝经 |

## （三）经络的走向及流注顺序

《灵枢·逆顺肥瘦篇》中载："手之三阴，从胸走手；手之三阳，从手走头；足之三阳，从头走足；足之三阴，从足走腹。"

《灵枢·营卫生会篇》中载："阴阳相贯，如环无端。"十二正经流注的顺序依次为手太阴肺经、手阳明大肠经、足阳明胃经、足太阴脾经、手少阴心经、手太阳小肠经、足太阳膀胱经、足少阴肾经、手厥阴心包经、手少阳三焦经、足少阳胆经、足厥阴肝经。这个流注次序可以用顺口溜来记忆：肺大胃脾心小肠，膀肾包焦胆肝乡。

# 第四章　中医养生保健技术

## 一、基础知识

### （一）取穴方法

寻找经络位置及取穴是否准确，直接影响中医外治的效果。因此，找准经络循行的位置、取穴准确是开展中医养生保健技术的基础。常用的取穴方法有以下三种。

#### 1.骨度分寸法

骨度分寸法始见于《灵枢·骨度》，是以受术者骨节为主要标志测量周身各部的大小、长短，并依其比例折算尺寸作为定穴标准的方法。不论男女老少、高矮肥瘦都是一样。如腕横纹至肘横纹作12寸，就是将这段距离划成12等分，取穴就以它作为折算的标准。

（1）正面观。前两额头角（头维）之间，9寸；天突（胸骨上窝）至歧骨（胸剑联合），9寸；歧骨（胸剑联合中点）至脐中，8寸；脐中至横骨上廉（耻骨联合上缘），5寸；两乳头之间，8寸（胸腹部取穴可根据两乳头之间的距离折量，女性可用左右缺盆穴之间的宽度来代替两乳头之间的横寸）；腋前、后纹头（腋前皱襞）至肘横纹，9寸；肘横纹（平肘尖）至腕掌（背）横纹，12寸；耻骨联合上缘至股骨内上髁上缘，18寸；胫骨内侧髁下方至内踝尖，13寸；股骨大转子至腘横纹，19寸；股骨内上髁上缘至胫骨内侧髁下，3寸（图4-1）。

（2）背面观。耳后两完骨（乳突）之间，9寸；肩胛骨内缘至后正中线，3寸；肩峰缘至后正中线，8寸；臀沟至腘横纹，14寸；腘横纹至外踝尖，16寸。背部腧穴根据脊椎定穴。一般临床取穴，肩胛骨下角相当于第七（胸）椎，髂嵴相当于第十六椎（第四腰椎棘突）（图4-2）。

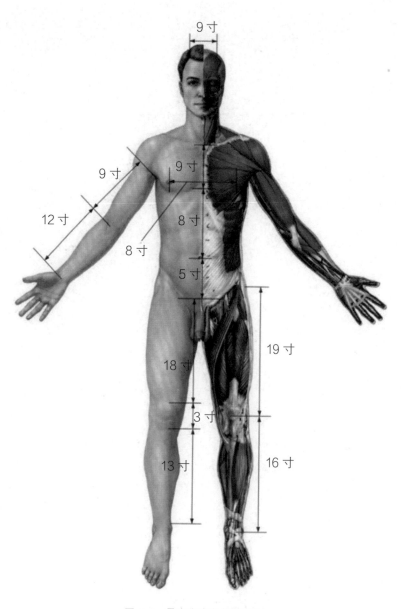

图 4-1　骨度分寸法（前面观）

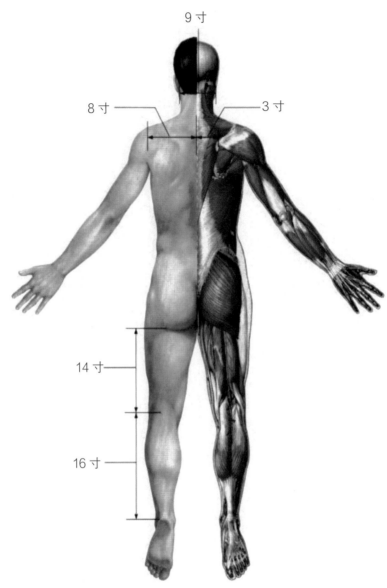

图 4-2  骨度分寸法（背面观）

（3）侧面观。前发际至后发际，12 寸；眉间（印堂）至前发际正中，3 寸；第七颈椎棘突下（大椎）至后发际正中，3 寸；眉间（印堂）至第七颈椎棘突下（大椎），18 寸；腋以下至季胁，12 寸（图 4-3）。

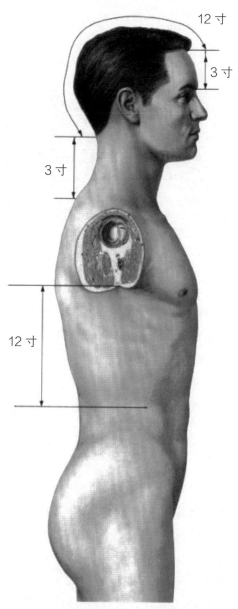

图 4-3　骨度分寸法（侧面观）

## 2. 同身寸法

同身寸法出自《千金要方》，是指以受术者体表的某些部位折定分寸，作为量取穴位的长度单位。主要有骨度和指寸两种，临床多用后者，如中指同身寸等（图4-4）。

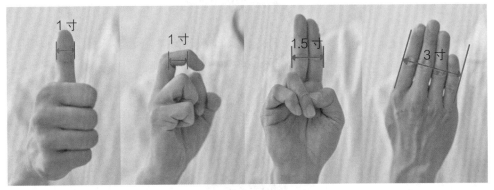

**图 4-4　同身寸法**

（1）中指同身寸。以中指第一、第三节间为1寸，可用于四肢取穴的直寸和背部取穴的横寸。

（2）拇指同身寸。以拇指第一节宽度为1寸，主要适用于四肢的直寸取穴。

（3）横指同身寸。将手指（不包含大拇指）并排在一起，以中指中节横纹处为准，四指横量作为3寸，食指与中指并拢为1.5寸。

注意，这里所说的寸，并没有具体数值。较高的人同身寸中的1寸要比较矮的人同身寸中的1寸要长，这是由身体比例决定的。因此，同身寸只适用于个人身上。

## 3. 体表解剖标志定位法

（1）固定的标志。指各部位由骨节、肌肉所形成的突起、凹陷及五官轮廓、发际、指（趾）甲、乳头、肚脐等，是在自然姿势下可见的标志，可以借助这些标志确定腧穴的位置。如以腓骨小头为标志，在其前下方凹陷中定阳陵泉；以足内踝尖为标志，在其上3寸胫骨内侧缘后方定三阴交；以眉头定攒竹；以脐为标志，脐中即为神阙，其旁开2寸定天枢等。

（2）活动的标志。指各部的关节、肌肉、肌腱、皮肤随活动而出现的空隙、凹陷、皱纹、尖端等，是在活动姿势下才会出现的标志，据此亦可确定腧穴的位置。如在耳屏与下颌关节之间，微张口呈凹陷处取听宫；下颌角前上方约1横指处，当咬肌隆起，按之凹陷处取颊车等。

## （二）常用保健穴位

### 1. 头面部

百会在头部，前发际正中自上 5 寸。简便取穴方法为取两耳尖垂直向上连线的中点（图 4-5）。

四神聪在头部，百会前后左右各旁开 1 寸，共 4 穴（图 4-5）。

印堂在面部，两眉毛内侧端中间的凹陷处（图 4-6）。

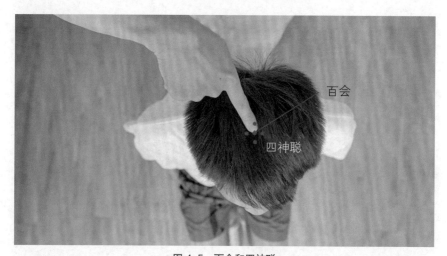

图 4-5　百会和四神聪

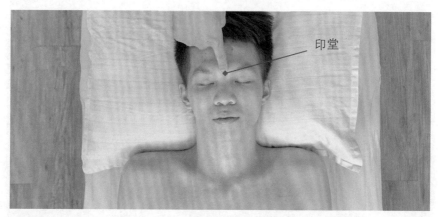

图 4-6　印堂

攒竹在面部，眉头凹陷中，额切迹处（图4-7）。

四白在面部，眶下孔处（图4-8）。

鱼腰在面部，瞳孔直上，眉毛中（图4-9）。

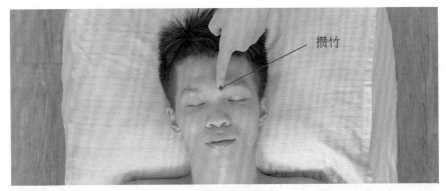

图4-7 攒竹

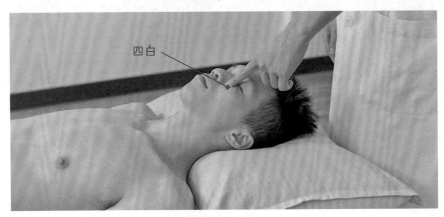

图4-8 四白

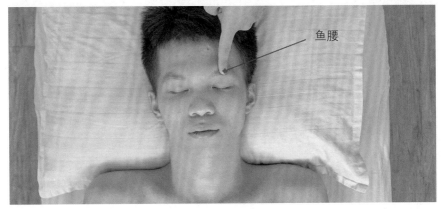

图4-9 鱼腰

迎香在面部，鼻翼外缘中点处，鼻唇沟中（图4-10）。

神庭在头部，前发际正中直上0.5寸（图4-11）。

丝竹空在面部，眉梢凹陷中（图4-12）。

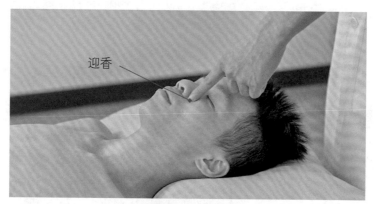

图 4-10　迎香

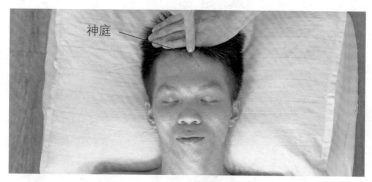

图 4-11　神庭

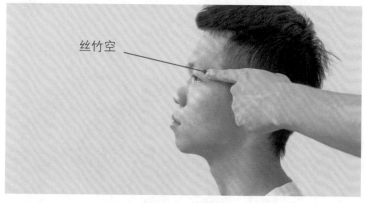

图 4-12　丝竹空

太阳在头部，眉梢与目外眦之间，向后约一横指的凹陷中（图4-13）。

颊车在面部，下颌角前上方一横指（中指）（图4-14）。简便取穴方法为闭口咬紧牙时咬肌隆起，放松时按之凹陷处。

头维在头部，额角发际直上0.5寸，头正中线旁开4.5寸（图4-15）。

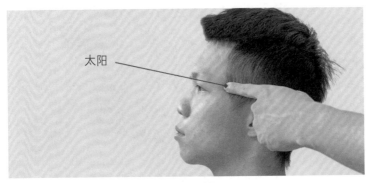

图 4-13　太阳

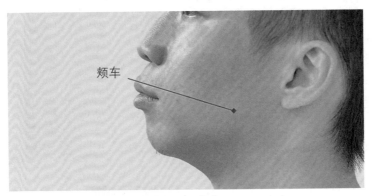

图 4-14　颊车

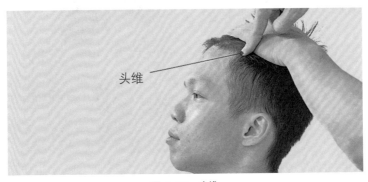

图 4-15　头维

### 2. 胸腹部

天突在颈前区，胸骨上窝中央，前正中线上（图 4-16）。

膻中在胸部，横平第四肋间隙，前正中线上（图 4-16）。

中府在胸部，横平第一肋间隙，锁骨下窝外侧，前正中线旁开 6 寸（图 4-16）。

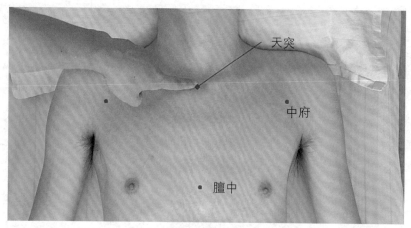

图 4-16  天突、膻中和中府

期门在胸部，第六肋间隙，前正中线旁开 4 寸（图 4-17）。

中脘在上腹部，脐中上 4 寸，前正中线上（图 4-17）。

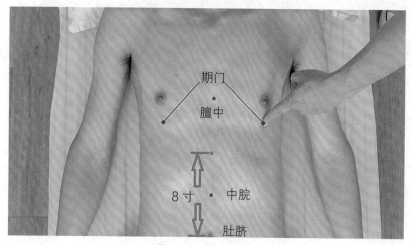

图 4-17  期门和中脘

天枢在腹部，横平脐中，前正中线旁开 2 寸（图 4-18）。

神阙在脐区，脐中央（图 4-18）。

气海在下腹部，脐中下 1.5 寸，前正中线上（图 4-18）。

关元在下腹部，脐中下 3 寸，前正中线上（图 4-19）。

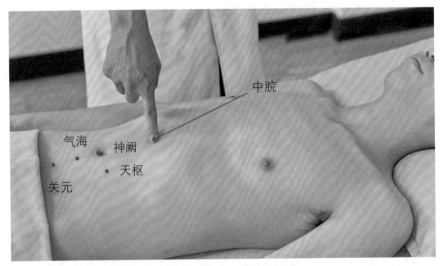

图 4-18　天枢、神阙、气海和关元

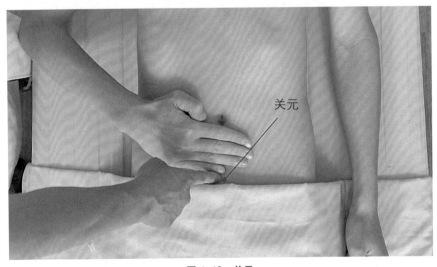

图 4-19　关元

### 3. 背腰部

风池在颈后区，枕骨之下，胸锁乳突肌上端和斜方肌上端之间凹陷中（图4-20）。

大椎在脊柱区，第七颈椎棘突下凹陷中，后正中线上（图4-20）。

肩井在肩胛区，第七颈椎棘突下与肩峰最外侧点连线的中点（图4-21）。

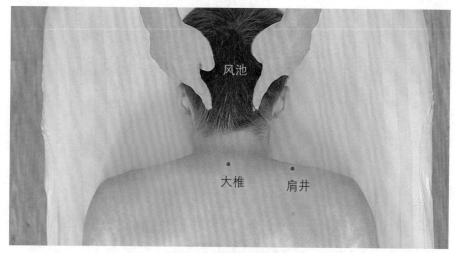

图 4-20　风池、大椎和肩井

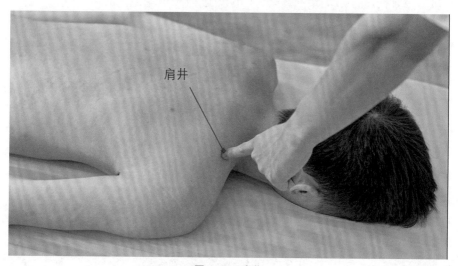

图 4-21　肩井

定喘在脊柱区，横平第七颈椎棘突下，后正中线旁开 0.5 寸（图 4-22）。

肺俞在脊柱区，第三胸椎棘突下，后正中线旁开 1.5 寸（图 4-22）。

膏肓在脊柱区，第四胸椎棘突下，后正中线旁开 3 寸（图 4-22）。

心俞在脊柱区，第五胸椎棘突下，后正中线旁开 1.5 寸（图 4-22）。

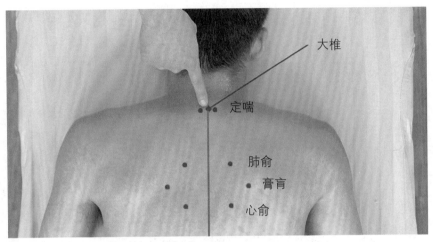

图 4-22　大椎、定喘、肺俞、膏肓和心俞

肝俞在脊柱区，第九胸椎棘突下，后正中线旁开 1.5 寸（图 4-23）。

脾俞在脊柱区，第十一胸椎棘突下，后正中线旁开 1.5 寸（图 4-23）。

肾俞在脊柱区，第二腰椎棘突下，后正中线旁开 1.5 寸（图 4-23）。

命门在脊柱区，第二腰椎棘突下凹陷中，后正中线上（图 4-23）。

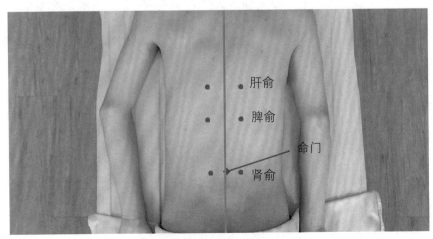

图 4-23　肝俞、脾俞、肾俞和命门

腰阳关在脊柱区，第四腰椎棘突下凹陷中，后正中线上（图 4-24）。

气海俞在脊柱区，第三腰椎棘突下，后正中线旁开 1.5 寸（图 4-24）。

大肠俞在脊柱区，第四腰椎棘突下，后正中线旁开 1.5 寸（图 4-24）。

关元俞在脊柱区，第五腰椎棘突下，后正中线旁开 1.5 寸（图 4-24）。

八髎分别正对第一、第二、第三、第四骶后孔中。左右共 8 穴（图 4-25）。

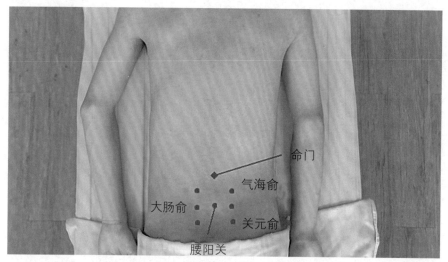

图 4-24 命门、腰阳关、气海俞、大肠俞和关元俞

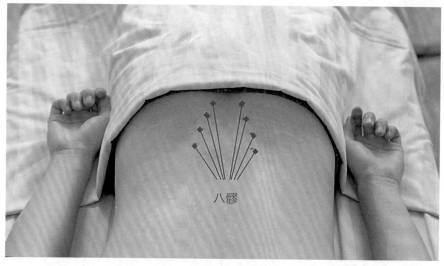

图 4-25 八髎

### 4. 四肢

曲池在肘区，尺泽与肱骨外上髁连线的中点凹陷处（图 4-26）。

手三里在前臂，肘横纹下 2 寸，阳溪与曲池连线上（图 4-26）。

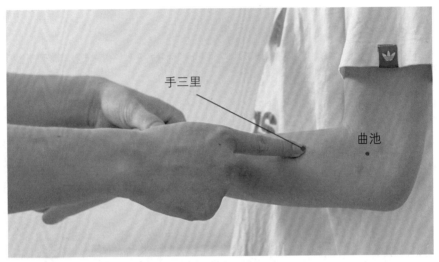

**图 4-26　曲池和手三里**

合谷在手背，第二掌骨桡侧中点处。简便取穴方法为拇指与食指合拢，拇指屈曲按下，取指尖所指处（图 4-27）。

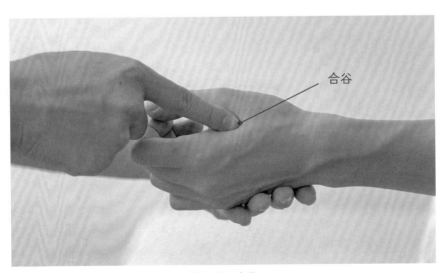

**图 4-27　合谷**

髀关在股前区，股直肌近端、缝匠肌与阔筋膜张肌 3 条肌肉之间凹陷中（图 4-28）。

梁丘在股前区，髌底上 2 寸，股外侧肌与股直肌肌腱之间（图 4-29）。

犊鼻（膝眼）在膝前区，髌韧带外侧凹陷中（图 4-30）。

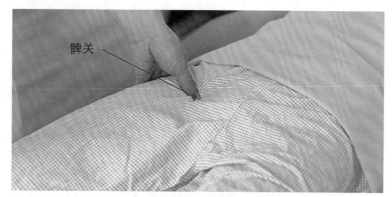

图 4-28　髀关

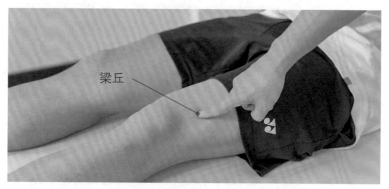

图 4-29　梁丘

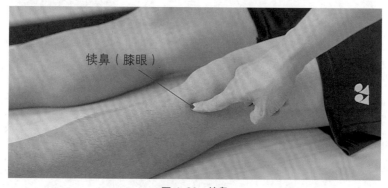

图 4-30　犊鼻

足三里在小腿外侧，犊鼻下 3 寸，胫骨前嵴外一横指处，犊鼻与解溪连线上（图 4–31 ）。

阳陵泉在小腿外侧，腓骨头前下方凹陷中（图 4–32 ）。

阴陵泉在小腿内侧，胫骨内侧髁下缘与胫骨内侧缘之间的凹陷中（图 4–33 ）。

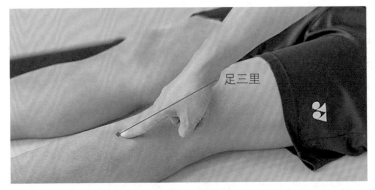

图 4-31　足三里

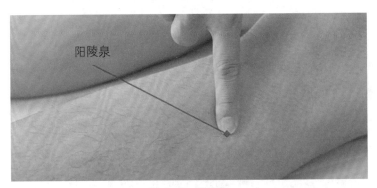

图 4-32　阳陵泉

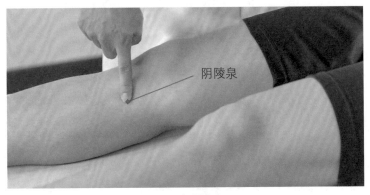

图 4-33　阴陵泉

三阴交在小腿内侧，内踝尖上 3 寸，胫骨内侧缘后际（图 4-34）。

解溪在踝区，踝关节前面中央凹陷处中，踇长伸肌腱与趾长伸肌腱之间（图 4-35）。

太冲在足背，第一趾与第二趾间，跖骨底结合部前方凹陷中，或触及动脉搏动处（图 4-36）。

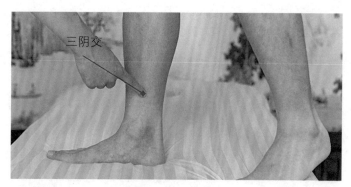

图 4-34　三阴交

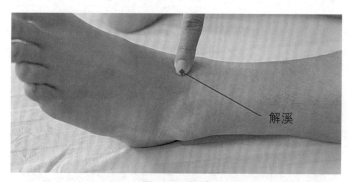

图 4-35　解溪

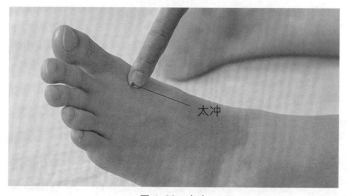

图 4-36　太冲

环跳在臀区，股骨大转子最凸点与骶孔裂管连线的外 1/3 与内 2/3 交点处（图 4-37）。

承扶在股后区，臀沟的中点（图 4-38）。

委中在膝后区，腘横纹中点（图 4-39）。

承山在小腿后区，腓肠肌两肌腹与肌腱交角处（图 4-39）。

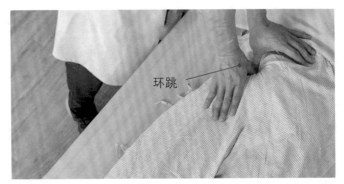

**图 4-37　环跳**

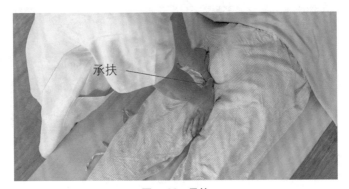

**图 4-38　承扶**

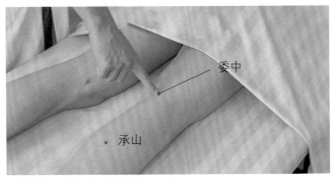

**图 4-39　委中和承山**

涌泉在足底，约在足底第二趾、第三趾蹼缘与足跟连线的前 1/3 与后 2/3 交点凹陷中。简便取穴方法为取屈足卷趾时足心最凹陷处（图 4-40）。

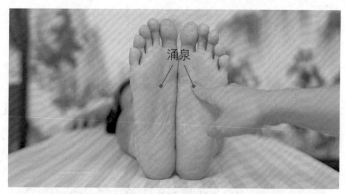

图 4-40　涌泉

## （三）常用保健操作体位

体位的选择应以受术者舒适持久、施术者方便操为原则。操作前选择好体位，可避免操作过程中受术者频繁翻动。体质虚弱、老年、精神过度紧张和初次接受操作者，尽可能选用卧位。

### 1. 坐位

仰靠坐位适宜于前头、面、颈、胸和上肢的操作（图 4-41）。

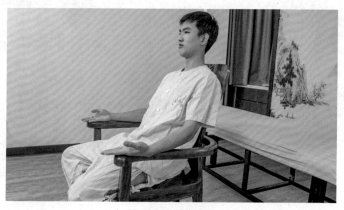

图 4-41　仰靠坐位

侧伏坐位适宜于侧头、侧颈及耳的操作。

俯伏坐位适宜于头、颈、肩、背和上肢的操作。

## 2. 卧位

仰卧位适宜于头、面、颈、胸和四肢的操作（图 4-42）。

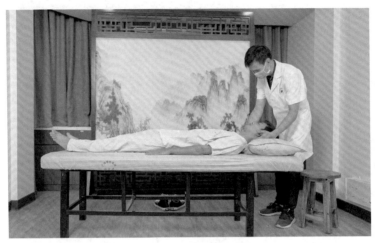

图 4-42 仰卧位

侧卧位适宜于侧头、侧胸、侧腹、臀和四肢外侧等的操作。

俯卧位适宜于头、颈、肩、背、腰骶及下肢后侧、外侧等的操作（图 4-43）。

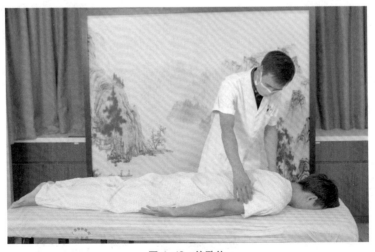

图 4-43 俯卧位

## 二、按摩

### （一）定义

按摩，是指以保健为目的，以中医理论为指导，运用一定的手法在全身相应体表部位进行规范性手法操作的中医保健技术。它是中医推拿疗法的重要组成部分，是针对健康人或处于亚健康状态的人施行的一种保健方法。通过调整阴阳、补虚泻实、活血化瘀及疏经通络，使人体达到阴阳平衡的健康状态。

### （二）历代发展

按摩古时又称按跷、按蹻、乔摩、案杬、抑搔、折枝、眦搣、扶形、摩挲等。"按摩"一词最早见于《黄帝内经》。《素问·血气形志篇》和《灵枢·九针十二原》均记载："治之以按摩醪药。"《素问·调经论》有"按摩勿释"的论述。《素问·异法方宜论》中载："中央者，其地平以湿，天地所以生万物也众。其民食杂而不劳，故其病多痿厥寒热，其治宜导引按跷，故导引按跷者，亦从中央出也。"《素问·金匮真言论》中载："故冬不按蹻，春不鼽衄。""蹻"通"跷"，"谓如矫健者之举手足也，乃导引之意，故按跷"，实指按摩导引。"乔摩"又作"矫摩"，语出《灵枢》。"乔""矫"通"跷"，指跷引，即导引。"摩"指按摩。《史记·扁鹊仓公列传》中载："臣闻上古之时，医有俞跗，治病不以汤液醴酒，镵石挢引，案杬毒熨。""案"通"按"，"杬"音"玩"。《索隐》中载："谓按摩而玩弄身体使调也。"《礼记·内则》中载："疾痛苛痒，而敬抑搔之。"《孟子·梁惠王上》中载："为长者折枝。"《辞海》释"折枝，按摩搔痒"。《庄子·外物》中载："静然可以补病，眦搣可以休老。""眦"指眼角，"搣"音"灭"，《广韵》释"手拔也，又摩也"，故"眦搣"指的是一种古代按摩眼角的手法。"扶形"，"扶"指扶持，即抚摸按摩等手法；"形"指身体。《韩诗外传》言扁鹊为虢太子治病时，让"弟子子游按摩，子仪反神，子越扶形，于是世子复生"。"摩挲"亦作"摩娑""摩挱"，本意乃抚摸。韩愈《石鼓歌》诗"牧童敲火牛砺角，谁复著手为摩挲。"是"摩挲"的最早记载。上列种种按摩的古代名称，以"按摩"最为流行，亦最为贴切、准确。古代保健养生手法以按法、摩法为主，故此名一出，便沿用 2000 年之久。

### 1. 远古时期

按摩手法源远流长，起源于古代人类的劳动和生活实践，不断发展至今。古时人类发现外伤时本能地抚摸、按压受伤部位，发现疼痛得以缓解或消除，从而总结出按摩这一古老的非药物疗法，它比砭刺、艾灸、药物等疗法更古老。按摩手法的发展历经由少到多、由简到繁。

### 2. 殷商时期

殷商时期，巫医盛行。在出土的殷商甲骨文卜辞中，多次出现以"拊"字为名擅长按摩的巫医师。《说文解字》中载："拊，循也。""循，摩也。"说明"拊"是一种按摩手法的称谓。

### 3. 春秋战国时期

长沙马王堆汉墓出土的帛画《导引图》，描绘了各种医疗和保健导引动作。记载了双手搓腰、揉膝等自我保健按摩手法，是最早的自我按摩保健图谱。

《五十二病方》是马王堆汉墓出土的一部重要医学著作，记载了相应的按摩手法，还记载了以不同介质配合手法的药摩和膏摩方法。

### 4. 秦、汉、三国时期

该时期诞生了我国第一部按摩医学著作——《黄帝岐伯按摩经》10卷（已佚），而同时成书的《黄帝内经》第一次提出了"按摩"一词，对按摩的起源、手法、适应证、治疗原理等方面都有涉及。记载了按、摩、推、扪、循、切、抓、揩、弹、夹、卷等手法。

张仲景著《金匮要略》，总结了膏摩疗法，认为它具有手法和药物的双重治疗作用。

### 5. 两晋南北朝时期

东晋道家葛洪在《肘后备急方》中首次系统总结了膏摩的方药与按摩手法。

南北朝医药学家陶弘景在《养性延命录》一书中设有"导引按摩"专卷，详细介绍按目四眦、引耳、摩面、干浴、掣脚、伸股等自我按摩导引的方法，为后世自我按摩术的形成奠定了基础。

### 6. 隋唐时期

隋唐时期是按摩技术发展的第一个繁盛期。

隋代设有太医署，太医署设有按摩科，有按摩专科医生。此外，还设有按摩博士的官职，教授按摩生"导引之法以除疾，损伤折跌者正之"。

《唐六典》中介绍按摩可除八疾，即风、寒、暑、湿、饥、饱、劳、逸，扩展了按摩的应用范围，渗透到了内科、外科、儿科等。

隋代巢元方的《诸病源候论》在每卷之末都附有按摩、导引之法。按摩被广泛应用于防病养生。孙思邈的《千金方》优化了膏摩的方法，扩大了其适应范围。膏摩在唐代极其盛行，发展迅速。

隋唐时期对外文化繁荣，按摩手法也传入海外，为海外古典按摩、西洋按摩、指压疗法的形成奠定了基础。

### 7. 宋元时期

北宋政府组织编写的《圣济总录》是现存最早、最完整的按摩专论医学著作。书中就按摩的含义及按与摩的区别进行了阐述，如"可按可摩，时兼而用，通谓之按摩。按之弗摩，摩之弗按。按止于手，摩或兼以药，曰按约摩，适所用也"；并载有对按摩的作用机制的经典论述，如"大抵按摩法，每以开达抑遏为义，开达则雍蔽者以之发散，抑遏则剽悍者有所归宿"。这被认为是古代对按摩作用机制的精辟概括。该书还对按摩手法的适用范围和禁忌证进行分析，指出"按之痛止""按之无益""按之痛甚""按之快然"等按摩效应。

### 8. 明清时期

明清时期是按摩技术发展的第二个繁盛期。

1601 年，四明陈氏所著《小儿按摩经》问世，它是中国第一部小儿推拿专著。理论、穴位、手法都不同于成人推拿的小儿推拿体系逐渐形成。

1604 年，龚廷贤撰写《小儿推拿方脉活婴秘旨全书》，这是现存最早的推拿专著单行本。该书首先提出"推拿"这一现今采用的学科名称，"按摩"逐渐改称"推拿"。此后小儿推拿开始繁荣发展。

清代《按摩经》是现存最早的一本成人推拿按摩专著。明清时期，小儿推拿得到进一步发展，正骨推拿开始形成；推拿手法进一步发展分化，保健和治疗范围不断扩大。推拿流派与著作日益纷呈。

### 9. 近现代时期

民国时期是在明清时期产生诸多推拿流派后，承上启下、发展完善并形成流派最关键的阶段，形成了一指禅推拿、滚法推拿、正骨推拿、内功推拿、点穴推拿、腹诊推拿、捏筋拍打推拿等经典推拿流派。

新中国成立后，推拿学科得到重视，推拿教学迅速发展，推拿专著大量出版，各推拿流派得到充分继承与发扬。推拿学科在临床医疗、手法技能、文献挖掘利用、科学研究及学术传承、人才培养、国际交流等方面得到了全方位的提升。

### （三）按摩的作用

#### 1.疏通经络

《黄帝内经》道："经络不通，病生于不仁，治之以按摩。"说明按摩有疏通经络的作用。如按揉足三里、推足太阳脾经可促进消化液的分泌等。从现代医学角度来看，按摩主要是通过刺激末梢神经，促进血液、淋巴循环及组织间的代谢，以协调各组织、器官间的功能，使机能的新陈代谢水平有所提高。

#### 2.调和气血

明代养生家罗洪在《万寿仙书》中说："按摩法能疏通毛窍，能运旋荣卫。"这里的"运旋荣卫"就是调和气血之意。按摩以柔软、轻和之力，循经络、穴位施术于人体，通过经络的传导来调节全身，借以调和营卫气血，增强机体健康。现代医学认为，按摩手法的机械刺激是通过将机械能转化为热能的综合作用，以提高局部组织的温度，促使毛细血管扩张，改善血液和淋巴循环。

#### 3.提高免疫力

按摩能够疏通经络，使气血周流、保持机体的阴阳平衡，因此按摩后人可感到肌肉放松、消除疲劳、调神宁志。按摩可增强人体的抗病能力。

### （四）适应证

按摩的适应证十分广泛，不仅包括骨伤科、内科、外科、妇科、儿科、五官科等的多种疾病。在养生保健领域，针对亚健康状态人群，按摩亦有广泛的适应证与较好效用。如对颈肩综合征、落枕、肩周炎、网球肘、腰肌劳损、腰椎间盘突出症、四肢麻木、周身乏力或酸楚、失眠健忘、紧张焦虑、抑郁烦躁、疲劳综合征、肌肉痉挛、胃肠功能紊乱、内分泌失调等，按摩能起到通经活络、调和气血、缓解症状、消除疲劳、美容减肥、保健养生、休闲放松、心情减压等效用。

### （五）禁忌证

凝血功能障碍者不宜按摩；皮肤病病变处，皮肤破损处，急性损伤处，孕妇及经期妇女的腰骶部、臀部和腹部也不宜按摩。在受术者过饥、过饱、酒后、过度疲劳、精神紧张时，一般不予立即按摩。

### （六）按摩基本手法

（1）按法。用拇指指腹着力于反应区或穴位，垂直下压，缓慢增加力度（图4-44）。

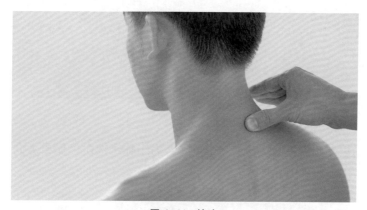

**图4-44 按法**

（2）揉法。用拇指着力吸定于反应区或穴位，腕部放松，前臂做规则的环行摆动，带动拇指环形旋动。动作宜协调且有节律，力度宜均匀、柔和（图4-45）。

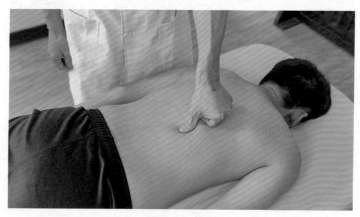

**图4-45 揉法**

（3）拿法。拇指与其余四指对合呈钳形，以掌指关节屈伸运动所产生的力捏拿施术部位（图 4-46）。力度宜由小渐大，均匀、柔和。

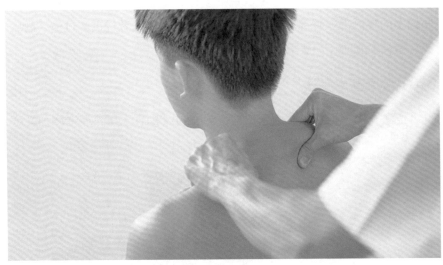

**图 4-46　拿法**

（4）推法。用手指、掌根或大小鱼际着力于施术部位，做单方向的直线移动（图 4-47）。推进速度宜和缓、均匀。

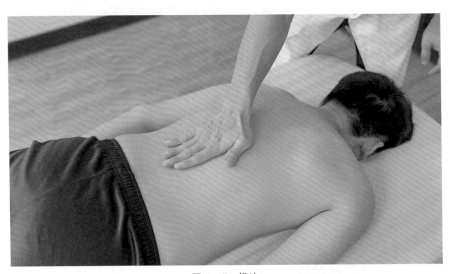

**图 4-47　推法**

（5）掐法。用拇指指甲重按反应区或穴位，或用拇指指甲与食指指甲相对夹持用力（图4–48）。力度宜由小渐大。

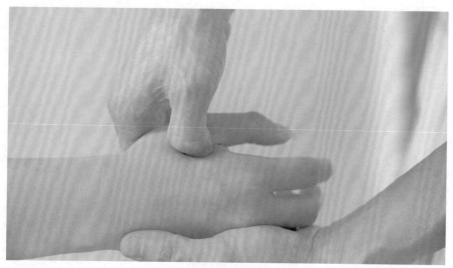

图 4-48　掐法

（6）捻法。用拇指和其他手指夹持施术部位，做搓揉运动（图4–49）。速度宜均匀，力度宜柔和。

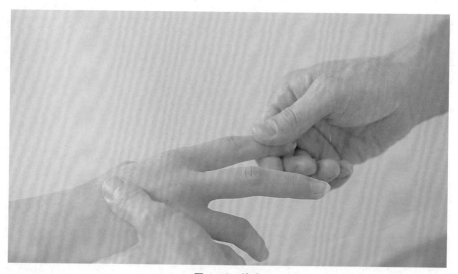

图 4-49　捻法

（7）摩法。用手掌或手指指腹附着于施术部位，做环形而有节律的抚摩（图 4-50）。动作宜缓和协调，力度宜轻柔，速度宜均匀。

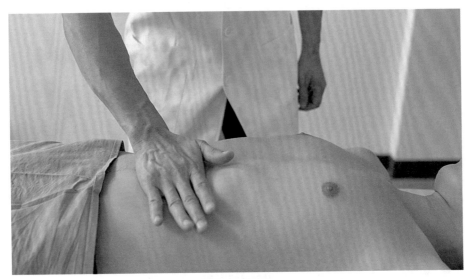

图 4-50　摩法

（8）摇法。用手固定受术者的手指或手的远端，使掌指关节或腕关节做被动而均匀的摇动（图 4-51）。摇动速度宜和缓、均匀。

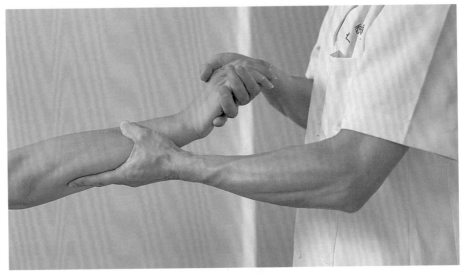

图 4-51　摇法

（9）拔伸法。沿肢体纵轴方向，将指关节或腕关节做反方向牵拉（图 4-52）。力度宜由小渐大。

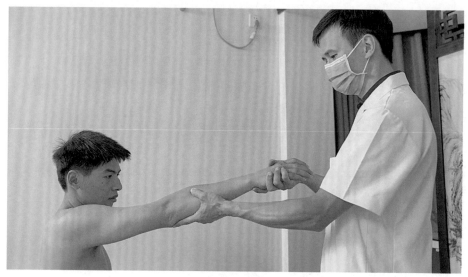

图 4-52　拔伸法

（10）拍打法。五指并拢，掌指关节屈曲，形成虚掌，通过手腕的屈伸带动虚掌反复拍打施术部位（图 4-53）。腕关节屈伸宜轻巧，拍打力度宜均匀。

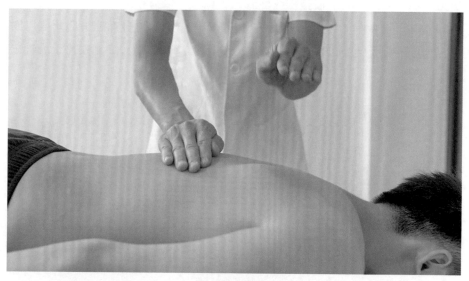

图 4-53　拍打法

（11）擦法。以手掌或鱼际紧贴施术部位的皮肤，做快速的直线往返摩擦移动，使施术部位产生温热感（图4-54）。

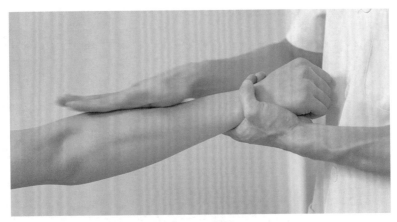

图 4-54　擦法

## （七）保健按摩操作知识

### 1. 头面部按摩

（1）分抹前额2分钟。

第一步开天门：双手拇指螺纹面着力于前额，以拇指的近端带动远端，自眉心（印堂）至前发际（神庭），两手交替做摩法，其余四指置于头部两侧以固定头部，力度不宜太大，以轻压受术者皮肤为度，速度宜慢，反复操作1分钟（图4-55）。

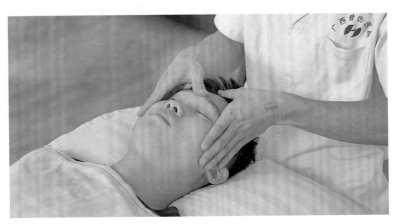

图 4-55　开天门

第二步分阴阳：双手拇指桡侧自前额正中向两旁分推至颞侧（太阳），其余四指置于头部两侧以固定头部，力度可稍大，以受术者皮肤微下陷为度，速度不宜太快，反复操作1分钟（图4-56）。

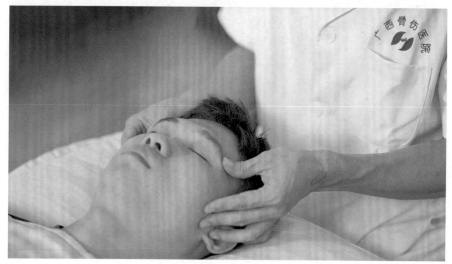

图4-56　分阴阳

（2）轻摩眼眶1分钟。双手拇指末节桡侧分别自印堂推向攒竹、鱼腰、丝竹空、太阳，在太阳稍停留进行点按，然后从内眦经承泣推向瞳子髎，反复操作1分钟（图4-57）。

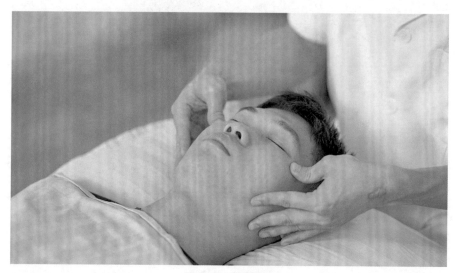

图4-57　轻摩眼眶

（3）推颧弓1分钟。双手拇指指腹从迎香沿颧弓下缘分推至听宫，反复按摩3~5次（图4-58）。

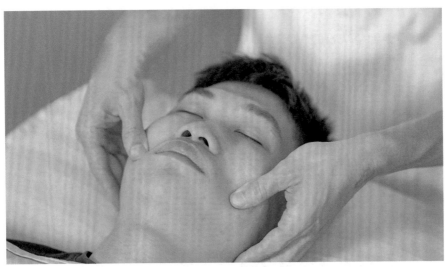

图 4-58　推颧弓

（4）分推下颌1分钟。双手拇指指腹在下颌上面，由承浆向两侧分推至颊车，反复按摩3~5次（图4-59）。操作时手腕和手指要协调配合，双手操作要一致。

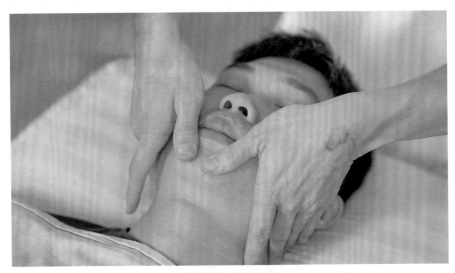

图 4-59　分推下颌

（5）点按头部穴位3分钟。双手拇指从前发际向后，交替点按督脉3遍，重点点按印堂、神庭、百会、太阳、风池等。点按时力度应由小渐大，点按速度宜适中，动作连贯（图4-60）。

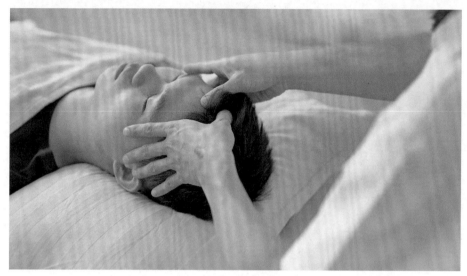

图4-60　点按头部穴位

（6）轻揉耳廓1分钟。双手拇指、食指相对自上而下捻揉两侧耳廓（图4-61）。

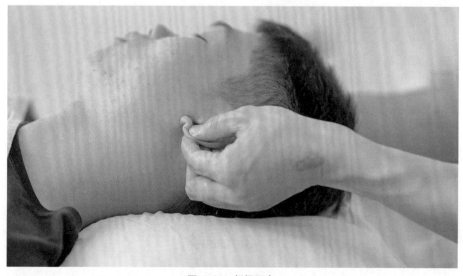

图4-61　轻揉耳廓

再以双手食指、中指分置于耳廓前后，做指擦法，至局部发红发热，最后轻拉耳垂 5 次（图 4-62）。

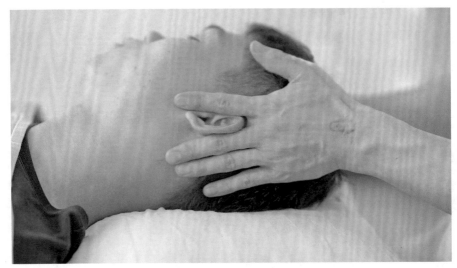

图 4-62　轻擦耳廓

（7）梳理头皮 1 分钟。双手十指微屈，从前至后梳头栉发，以手指轻触头皮为度（图 4-63）。

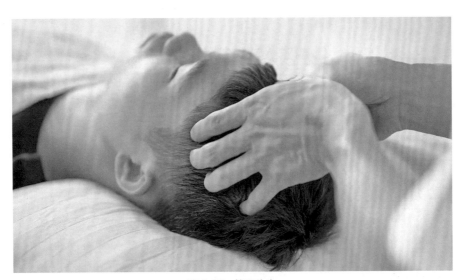

图 4-63　梳理头皮

### 2. 上肢按摩

（1）行基本放松手法4分钟。按照由上到下，先内侧后外侧的操作顺序，运用按法、揉法、拿法等手法使受术者上肢到腕部放松（图4-64）。先按摩左侧，后按摩右侧。单侧上肢操作时间约2分钟。

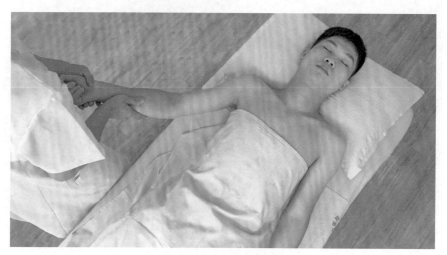

图4-64　行上肢基本放松手法

（2）重点点按穴位3~5分钟。运用掐法、按法、揉法等手法，对中府、曲池、手三里、合谷等进行重点按摩，以受术者感到酸胀为度，每穴操作时间约1分钟（图4-65）。

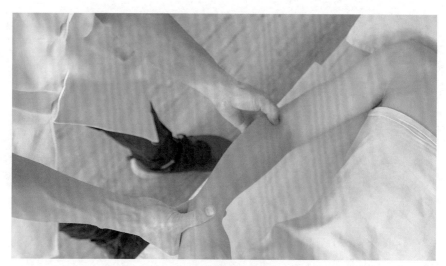

图4-65　重点点按穴位

（3）结束整理4分钟。运用推法、摇法、牵抖法、拔伸法等手法进行大幅度和大范围的顺式按摩，以受术者感到手部明显发热为度，单侧操作时间约2分钟（图4-66）。

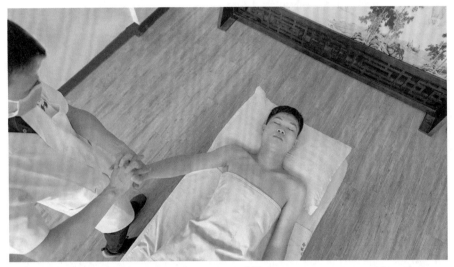

图4-66 上肢整理

### 3.脊背部按摩

（1）拿揉颈肩约2分钟。双手以拿揉法作用于颈肩，从上至下拿揉，按揉肩井，力度适中，以受术者舒适为度（图4-67）。

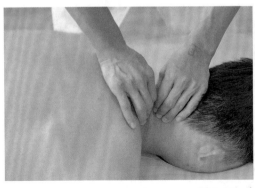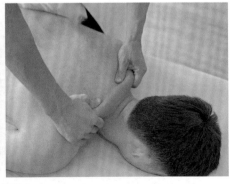

图4-67 拿揉颈肩

（2）分推背部约1分钟。双手以分推法由脊背中间分推至体侧，自大椎起向下至命门止，反复操作5~6次（图4-68）。

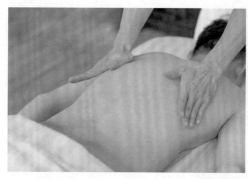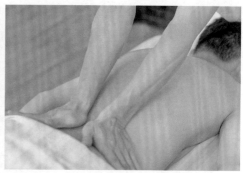

图 4-68　分推背部

（3）按揉背部，点穴约 5 分钟。

第一步：以掌根揉法在脊背部沿两侧足太阳膀胱经循行线上，来回揉按，力度适宜，反复操作 3~5 次（图 4-69）。

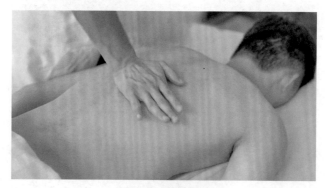

图 4-69　按揉背部

第二步：以双手叠加的拇指按法、揉法，依次在大椎、命门、腰阳关、肾俞进行按、揉交替操作，以每穴操作 5~10 遍为宜（图 4-70）。

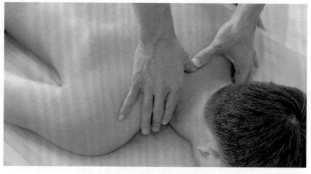

图 4-70　背部点穴

（4）直擦督脉约1分钟。以擦法在背部督脉和脊柱两侧足太阳膀胱经部位，做大椎至骶尾骨间的直线往返推擦，反复操作至施术部位皮肤微红或有热感（图4-71）。

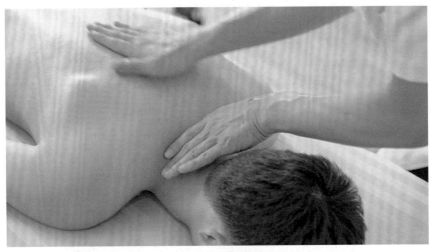

图 4-71　直擦督脉

（5）横擦八髎约1分钟。以掌擦法在骶部两侧上髎、次髎、中髎和下髎进行左右横向的反复推擦，以局部有温热感为度（图4-72）。

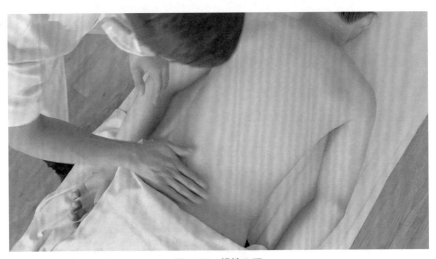

图 4-72　横擦八髎

（6）掌拍背部约 1 分钟。以双手交替的掌拍法对项背至腰骶进行反复叩拍 3~5 遍（图 4-73）。

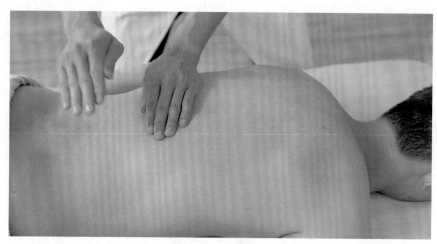

图 4-73　掌拍背部

### 4. 下肢前侧、内侧、外侧按摩

（1）拿揉下肢前侧、内侧、外侧约 6 分钟。先按摩左侧，后按摩右侧。按照由上到下，先前侧、再内侧、最后外侧的操作顺序，运用按法、揉法、拿法等手法使受术者下肢到踝部放松（图 4-74）。重点点按髀关、足三里、解溪等，以受术者感到酸胀为度。单侧下肢操作时间约 3 分钟。

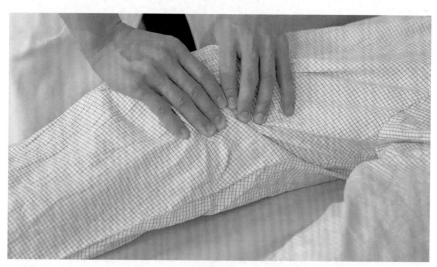

图 4-74　拿揉下肢前侧、内侧、外侧

（2）推摩足背2分钟。一只手固定足底，另一只手由足尖向外踝推摩，按揉太冲。单侧下肢操作时间约1分钟（图4-75、图4-76）。

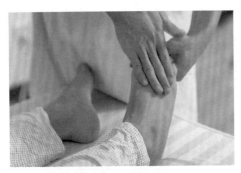

图4-75 推摩足背

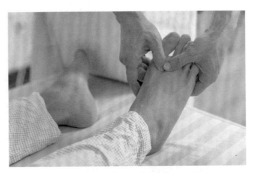

图4-76 点按太冲

（3）搓推足心2分钟。一只手固定足背部，另一只手以手掌在足底由足尖向足跟交替搓推足心，点按涌泉。单侧下肢操作时间约1分钟（图4-77、图4-78）。

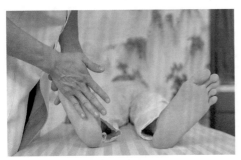

图4-77 搓推足心

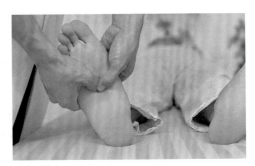

图4-78 点按涌泉

（4）拔伸趾关节3次。搓揉各足趾趾缝，提拉趾端（图4-79）。

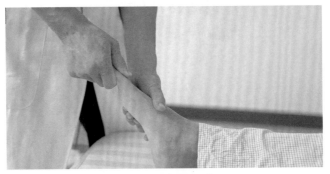

图4-79 拔伸趾关节

（5）活动踝关节 5~8 圈，叩击足跟 5~10 次。

　　一只手固定踝部，另一只手握足前部，顺时针、逆时针活动踝关节 5~8 圈。一只手固定足部，另一只手握拳，沿下肢纵轴叩击足跟（图 4-80、图 4-81）。

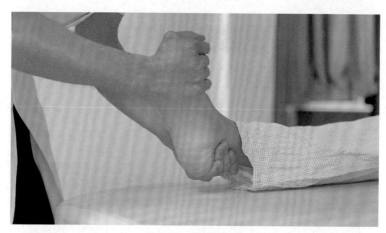

图 4-80　活动踝关节

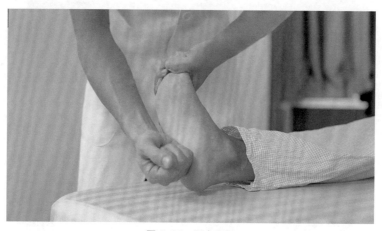

图 4-81　叩击足跟

## 5. 下肢后侧按摩

　　（1）拿揉下肢后侧约 6 分钟。先按摩左侧，后按摩右侧。按照由上到下的操作顺序，运用按法、揉法、拿法等手法使受术者臀部到足跟放松。重点点按环跳、委中、承山，以受术者感到酸胀为度。单侧下肢操作时间约 3 分钟（图 4-82）。

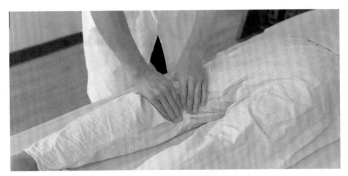

图 4-82　拿揉下肢后侧

（2）直推下肢后侧 5~8 遍。以掌推法自臀根推至跟腱（图 4-83）。

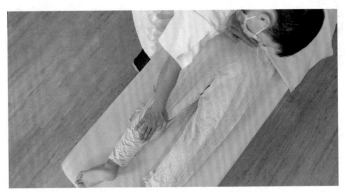

图 4-83　直推下肢后侧

（3）牵抖下肢 3~5 次。施术者站于受术者足后方，双手握住一侧踝部，向后牵拉，做下肢抖法（图 4-84）。

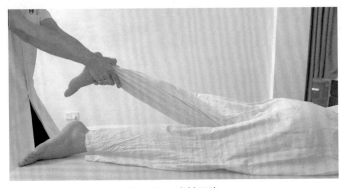

图 4-84　牵抖下肢

### 6. 注意事项

（1）按摩前协助受术者更换衣物，选择合适体位。施术者手部应保持洁净、温暖。可用干净湿毛巾擦拭受术者需按摩的部位。

（2）刺激量，即手法的刺激强度，取决于手法用力大小、时间长短及作用方式等。保健按摩的刺激量以使受术者有轻松、舒适感为度。操作时，宜针对受术者的耐受度，随时调整手法及刺激量。

（3）施术后，受术者宜短暂休息，可饮适量温水。

（4）过饥、过饱、过渴等状态下不宜进行保健按摩。开始前，受术者应排空二便。

（5）受术部位若暴露肌肤应覆以薄巾。

（6）施术者应保持双手清洁、修剪指甲。

（7）月经期慎重进行保健按摩。

## （八）常见亚健康状态的保健按摩

### 1. 颈椎病

颈椎病是颈椎骨质的退行性变刺激或压迫其周围的神经、血管及其他组织，引起一系列不同形式的综合征。其发病以中年以上多见，目前有年轻化的趋势。可反复发作颈肩痛，重者呈阵发性剧痛，甚至影响睡眠及工作，导致落枕，或伴有头痛、头晕症状；部分有臂痛或手部针刺电击样放射痛，臂丛牵拉试验、压头试验可呈阳性；严重时可出现一侧或双侧上肢麻木，手部肌力弱，持物不稳等。中医将之称为项痹，多因督脉受损，气血滞涩，经络痹阻或气血不能环周所致。其发生和发展与风、寒、湿、火、痰、瘀密切相关，它们是重要的诱发因素。颈椎病的治疗应以舒筋通络、宣通气血、解痉镇痛、滑利关节为原则。

（1）拿揉颈肩。拇指与其他四指指腹相对用力，拿揉颈项的肌肉，反复操作1~2分钟。

（2）点揉颈肩诸穴。以拇指指腹点按风府、风池、大椎、肩井，每个穴位反复操作1~2分钟。

（3）弹拨颈项。以拇指指腹弹拨颈项两侧肌肉，自上而下反复操作3~5次。

（4）擦颈项。施术者立于受术者一侧，于两侧颈部施擦法，由内至外，反复操作3~5次。

（5）按揉项中线、项侧线。先以单手拇指指腹从风府至大椎按揉项中线，再以双手拇指指腹从风池至大杼按揉项侧线，自上而下各反复操作3~5次。

（6）颈椎掌托拔伸法。受术者取坐位，施术者立于其后侧，以双手拇指分别顶按住两侧风池，两掌分别置于两侧下颌骨以托挟助力，两小臂置于两侧肩井内侧。两手臂协调用力，拇指上顶，双掌上托，同时前臂下压。缓慢地向上拔伸1~2分钟。

（7）叩击颈项。施术者立于受术者后侧，双手空拳有节奏的交替叩击颈项，反复操作3~5次，以局部有轻松感为度。

### 2. 肩关节周围炎

肩关节周围炎简称肩周炎，是指除外肩关节器质性病变外，因劳损、外伤引起肩关节周围软组织（关节囊、肌腱、韧带、骨膜等）广泛发生无菌性炎症而出现疼痛，后期肩部软组织粘连、僵硬、活动明显障碍，又称冻结肩。因多见于50岁人群，也称五十肩。该病初期可呈阵发性钝痛，可因劳累或天气变化而诱发，以后逐渐呈持续性疼痛，昼轻夜重，夜间患者常被痛醒，不能向患侧卧。常于喙突处、尖峰下、结节间沟处、肩后部肩胛骨内侧缘等有压痛。肩关节外旋、外展与高举活动受限最为明显。肩周炎属中医筋痹范畴。《素问·痿论》提出："宗筋主束骨而利关节也。"《素问·痹论》提出："痹，在于筋则屈不伸。"认为该病与外感风寒湿邪密切相关，寒性凝滞，则筋脉拘急；湿邪重浊、留滞肩胛则肩部疼痛沉重；气血瘀滞经络日久、筋脉拘急，进而导致疼痛及功能障碍。肩周炎的治疗应以宣痹通络、行气活血、解痉止痛为原则。

（1）拿揉肩部。拇指与其他四指指腹相对用力，拿揉肩部周围肌肉，反复操作1~2分钟。

（2）点揉肩部诸穴。以拇指指腹点按肩髃、肩贞、秉风、天宗，每个穴位反复操作1~2分钟。

（3）弹拨肩部。以拇指指腹弹拨肩部周围肌肉，从前向后反复操作3~5次。

（4）擦肩部。施术者立于受术者一侧，于肩部周围施擦法，反复操作1~2分钟。擦动要用力沉稳，动作连贯，节律均匀。

（5）托肘摇肩法。受术者取坐位，肩部放松，施术者立于其侧方，两腿成弓步，一只手扶住受术者肩关节上部，另一只手托住其肘部，使其前臂放在施术者前臂上，做肩关节顺时针或逆时针方向的旋转摇动，持续1~2分钟。

（6）叩击肩部。施术者立于受术者一侧，双手空拳有节奏的交替叩击肩部，反复操作 3~5 次，以局部有轻松感为度。

### 3. 腰背肌筋膜炎

腰背肌筋膜炎是因外伤治疗不当、劳损等引起腰背肌筋膜发生无菌性炎症及纤维性变，致腰背部慢性疼痛。可表现为腰背部酸痛、肌肉僵硬有沉重感，晨起时症状较重，在稍加活动后，症状可以缓解。《医宗必读·腰痛》中载：《内经》言太阳腰痛者，外感六气也；言肾经腰痛者，内伤房欲也……"指出腰痛是外感六气和内伤所致。《景岳全书·腰痛》中载："跌仆伤而腰痛者，此伤在筋骨而血脉凝滞也……"表明外伤也会导致腰痛。因此腰痛的中医病因大致可以分为外感、内伤和外伤。《灵枢·五癃津液别》中载："阴阳不和，则使液溢而下流于阴，髓液皆减而下，下过度则虚，虚故腰背痛而胫酸。"指出体内精气亏虚致使人体出现腰背部疼痛不适和腿部酸痛。《素问·刺疟篇》中载："寒邪收敛凝滞，以致腰府经络气血不通；湿邪黏滞重着，以致腰府经络气血闭阻；热邪合与湿邪滞于腰府，以致腰府气血经络不畅。"说明寒、湿、热三种外邪侵袭可导致腰部气血经络不通，不通而痛。《景岳全书·腰痛》中载："跌扑伤而腰痛者，此伤在筋骨而血脉凝滞也。"闪挫跌扑伤及筋骨，致使腰部气血不畅，筋脉痹阻不通而痛。腰背肌筋膜炎的治疗应以舒筋通络、行气活血、解痉止痛为原则。

（1）分推背腰部。以双手在背腰部做分推法，由脊背中间分推至体侧，自大椎起向下至命门止，反复操作 3~5 次。

（2）弹拨足太阳膀胱经。双手拇指指端相对，以双手拇指指腹同时弹拨背腰部足太阳膀胱经，自上而下反复操作 3~5 次。

（3）按揉背部。以掌根揉法在脊背沿两侧足太阳膀胱经循行线上，来回揉按，力度适宜，反复操作 3~5 次；再以双手叠加的拇指按法、揉法，依次的命门、腰阳关、脾俞、肾俞进行按、揉交替操作，每个穴位反复操作 5~10 次。

（4）直擦督脉。以擦法在背部督脉和脊柱两侧足太阳膀胱经部位，做大椎至骶尾骨间的直线往返推擦，反复操作 3~5 次，以施术部位皮肤微红或有热感为度。

（5）横擦八髎。以掌擦法在骶部两侧上髎、次髎、中髎和下髎进行左右横向的推擦，反复操作 3~5 次，以局部有温热感为度。

（6）叩击背部。以双手交替的叩击法由项背至腰骶反复叩击 3~5 次。

## 三、艾灸

### （一）定义

艾灸是以保健为目的，以中医理论为指导，用艾绒或药物为主要灸材，点燃后放置在腧穴或病变部位，进行烧灼和熏熨，借其温热刺激及药物作用，温通气血、扶正祛邪，以防治疾病的一种中医保健技术。

### （二）历代发展

灸在现存文献中，以《庄子》最早提及。如《庄子·盗跖篇》中提到孔子劝说柳下跖，碰了个大钉子，事后对柳下季说："丘所谓无病而自灸也。"汉代许慎《说文解字》中载："灸，灼也，从火。"经对甲骨文字形的研究考证，胡厚宣认为，"我释床，亦即麻字……字当像一人卧病床上，从木象以火艾灸病之形"。说明灸法在殷代已出现。康殷认为在商周初期灸法、熨法已普遍流行。

《左传》中提到，成公十年，晋景公病，延秦国太医令医缓来诊，医缓说："疾不可为也。病在肓之上、膏之下，攻之不可，达之不及，药不治焉"。"攻"即灸法，"达"即刺法。春秋战国时期的《诗经·采葛》中载："彼采艾兮。"西汉毛亨和毛苌传释："艾所以疗疾。"宋代沈括的《梦溪笔谈》中提到西戎的卜法是"以艾灼羊髀骨，视其兆，谓之死跋焦"。以此印证，我国殷商以前的甲骨卜法，也可以用艾作燃料。《孟子·离娄篇》中载："今之欲王音，犹七年之病，求三年之艾也。"可见艾灸在春秋战国时期已流行，因此用艾灸治病的起源也当在西周之前。

在实践中，对灸火的材料亦有所选择。《黄帝虾蟆经》中有松、柏、竹、橘、榆、帜、桑、枣等八木不宜作为灸火之说，因为其对人体有所伤害，所以逐渐被淘汰，但桑树灸在后世亦有使用者。"槐木火灸，病疮易瘥，但艾叶熏灸则疗效最著"，故此后逐渐用艾灸代替其他灸疗。

灸疗，起初主要用于治疗寒症。如《素问·异法方宜论》中载："北方者……风寒冰冽，其民乐野处而乳食，藏寒生满病，其治宜灸焫。"唐代王冰注："火艾烧灼，谓之灸焫。"用这种烧灼疗法治疗"藏寒生满病"颇有疗效。后来逐渐发展为用这种方法治疗全身不同性质的多种疾病。

### （三）艾灸的作用

#### 1. 温经散寒

正常的生命活动依赖气血的作用，气行则血行，气滞则血瘀。气寒血涩，血液运行缓慢容易凝结生病。《灵枢·刺节真邪》中说："脉中之血，凝而留止，弗之火调，弗能取之。""火调"就是艾灸。因此，艾灸法用于治疗血寒运行不畅，留滞凝涩引起的症状十分有效。

#### 2. 行气通络

人体经络内联脏腑，外布体表肌肉，是连接内外、调节机体正常运行的关键。因外邪侵袭，人体局部容易出现经络受阻的现象，继而出现肿胀疼痛或一系列功能障碍。艾灸相应的穴位，可起到疏通经络、调和气血、平衡功能的作用。

#### 3. 扶阳固脱，挽救垂危

宋代的《针灸资生经》中说："凡溺死，一宿尚可救，解死人衣，灸脐中即活。"《伤寒论》指出，"少阴病吐利，手足逆冷……脉不至者，灸少阴七壮""下利，手足厥冷，烦躁，灸厥阴，无脉者，灸之"，可见对出现呕吐、手足厥冷、脉弱等阳气虚脱的危重病患，用大艾柱灸关元、神阙等穴可扶阳固脱，回阳救逆，挽救垂危。

#### 4. 升阳举陷

《灵枢·经脉》中说"陷下则灸之"，气虚下陷、脏器下垂等症可用艾灸疗法。脾胃学说创始人李东垣认为"陷下者，皮毛不任风寒""天地间无他，惟阴阳二者而已，阳在外在上，阴在内在下，今言下陷者，阳气陷入阴气之中，是阴反居其上而覆其阳，脉证俱见在外者，则灸之"。因此，艾灸不仅可以益气温阳，升阳举陷，还可治疗卫阳不固、腠理疏松等症，如多汗、久泻、脱肛、阴挺等。

#### 5. 拔毒泄热

唐代《千金要方》指出艾灸法有宣泄脏腑实热的作用，如"小肠热满，灸阴都，随年壮""消渴，口干不可忍者，灸小肠俞百壮，横三间寸灸之"等。《医学入门》阐明热证用灸的机制是"热者灸之，引郁热之气外发，火就燥之义也"。因此，艾灸法只要使用得当，既能散寒，又能清热，对机体有双向调节的作用。

#### 6. 防病保健

中医学一直非常重视疾病预防，提出了"防病于未然""治未病"等思想。艾灸除治疗疾病外，还有预防疾病和保健养生的作用，是传统的防病保健方法之一。民间俗话说"若要身体安，三里常不干""三里灸不绝，一切灾病息"，意思是艾灸足三里可起到健身的作用。除足三里外，关元、中脘、神阙等是保健艾灸的常用穴位。

### （四）适应证

艾灸的适应证十分广泛，包括内科、外科、妇科、儿科的急性、慢性疾病。

艾灸的总原则是阴、里、虚、寒证多灸，阳、表、实、热证少灸。凡属慢性久病，阳气衰弱，风寒湿痹，麻木萎软，疮疡瘰疬久不收口，则非灸不为功。艾灸亦可回阳救逆、扶阳固脱，如腹泻、脉伏、肢冷、晕厥、休克可急灸之，令脉起肢温。

### （五）禁忌证

醉酒、过饥、过饱、过渴、过度疲劳者，凝血功能障碍者，传染性皮肤病患者不宜艾灸；皮肤破损处，中度和重度水肿部位及静脉曲张处，体表大动脉搏动处及眼、耳、口、鼻等五官孔窍处和乳头等部位，孕妇及经期妇女的腹部、腰骶部也不宜艾灸。

### （六）艾灸操作知识

#### 1. 艾灸常用器具

（1）艾柱，即用艾绒做成的一定大小的圆锥形艾团（图4-85）。

（2）艾条，即用艾绒卷成的圆柱形长条，有不同的粗细规格。一般根据艾绒内是否添加其他药物分为清艾条和药艾条（图4-86）。

（3）艾盒、艾箱，即盛放艾灸的器材，操作方便（图4-87）。

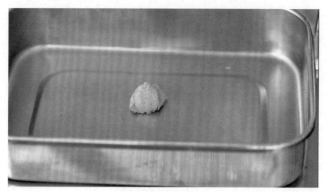

图 4-85　艾柱

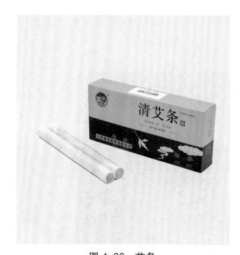

图 4-86　艾条

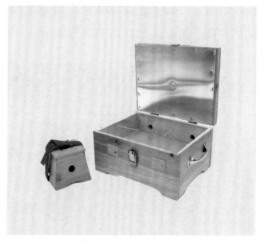

图 4-87　艾盒、艾箱

## 2. 艾灸操作方法

（1）艾柱灸。艾柱灸常用的方法为直接灸和间接灸。

①直接灸是用黄豆大小或枣核大小的艾柱直接放在穴位上施灸的方法，根据刺激量的不同分为化脓灸和非化脓灸，可起到养生保健的作用（图 4-88）。保健时一般使用无瘢痕灸。施灸前可先在拟灸腧穴涂以少量凡士林，便于艾柱黏附。然后将大小适宜的艾柱置于腧穴上，从上端点燃

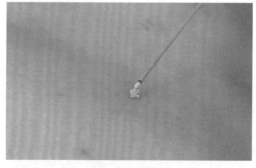

图 4-88　直接灸

施灸，当艾柱燃剩 1/3 左右而受术者感到微有灼痛时，即用镊子将艾柱夹去，易炷再灸，直至灸完应灸壮数。一般灸至局部皮肤出现红晕而不起疱为度。一般虚寒性疾病均可采用此法。

②间接灸。相对于直接灸而言，间接灸的艾柱不直接接触穴位，在艾柱与穴位之间隔上某种药物施灸，故又称隔物灸。常用的间接灸药物或材料有姜、蒜、盐等。

A.隔姜灸。将鲜姜切成直径 2~3 厘米，厚约 0.3 厘米的薄片，中间以针刺数孔，置于腧穴或患处，再将艾柱放在姜片上点燃施灸（图 4-89）。若受术者有灼痛感可将姜片提起，使之离开皮肤片刻，再行灸治。艾柱燃尽，易炷再灸，直至灸完应灸壮数。一般灸至局部皮肤出现红晕而不起疱为度。此法有温胃止呕、散寒止痛的作用，常用于治疗因寒而致的呕吐、腹痛以及风寒痹痛等。

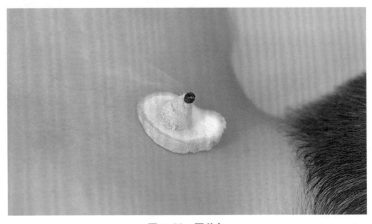

**图 4-89　隔姜灸**

B.隔蒜灸。将鲜大蒜头切成厚约 0.3 厘米的薄片，中间以针刺数孔，置于腧穴或患处，再将艾柱放在蒜片上点燃施灸。操作方法与隔姜灸相同。此法有清热解毒、杀虫等作用，多用于治疗瘰疬、肺结核及肿疡初起等。

C.隔盐灸。用干燥的食盐填敷于脐部，或于盐上再置一薄姜片，上置大艾柱施灸。此法有回阳、救逆、固脱之功，多用于治疗伤寒阴证或吐泻并作等。

（2）艾条灸。点燃艾条施灸的方法称为艾条灸，常用的方法有悬起灸和实按灸两种（图 4-90）。

①悬起灸。施术者手持艾条，将艾条的一端点燃，直接悬于施灸部位之上，与之保持一定距离，使热力较为温和地作用于施灸部位。分为温和灸、回旋灸、雀啄灸等。

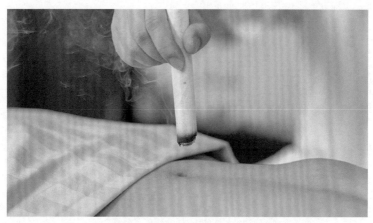

图 4-90　悬起灸

A. 温和灸。将艾条点燃端对准应灸的腧穴或患处，于距离皮肤 2~3 厘米处进行熏灸（图 4-91）。对于局部知觉减退的受术者或小儿，施术者可将食指和中指置于施灸部位两侧，这样可以通过施术者手指的感觉来测知受术者局部受热程度，以便随时调节施灸距离，掌握施灸时间，防止烫伤。每次灸 20~30 分钟，以施灸部位出现红晕为度。每日 1~2 次，一般 7~10 次为一疗程。该法多用于保健。

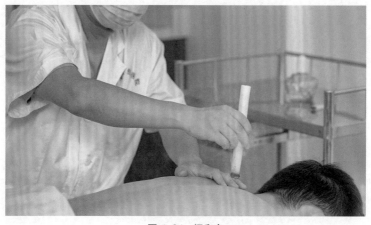

图 4-91　温和灸

B. 回旋灸。平面回旋灸是将艾条点燃端先在选定的腧穴或患处熏灸测试，至局部有灼热感时，即在此距离做平行往复回旋施灸。螺旋式回旋灸是将艾条点燃端反复从离腧穴或患处最近处，由近及远呈螺旋式施灸（图 4-92）。每次灸 20~30 分钟，以施灸部位出现红晕为度。

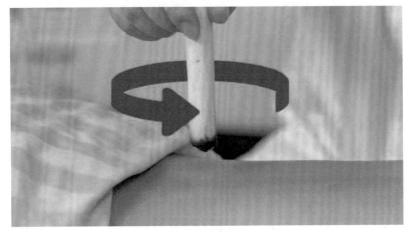

图 4-92　回旋灸

C. 雀啄灸，即将艾条点燃端悬于施灸部位上距皮肤 2~3 厘米处，对准穴位上下移动，使之像鸟雀啄食样，一起一落，忽近忽远的施灸（图 4-93）。一般每次灸 20~30 分钟，每日灸 1~2 次。

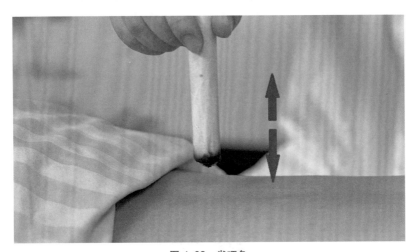

图 4-93　雀啄灸

D. 齐灸。多艾条齐灸法是取 2~3 支艾条，同时点燃一端，在所选穴位及上下距离 1~2 厘米处施灸。如取 3 支艾条，则右手拇指、食指及中指、无名指各挟持 1 支，左手拇指、食指挟持 1 支。单艾条施灸法是将单支艾条的一端点燃，对准选定的穴位施灸，再在穴位循经路线上，每个穴位上下各 1 厘米处再进行施灸。每次灸 20~30 分钟，以施灸部位出现红晕为度。

E. 温灸器灸。温灸器又称灸疗器，指专门用于施灸的器具。选择款式合适的温灸器，放置点燃的艾绒或艾条后置于受术者相应部位的熏灸方法称为温灸器灸。常用的温灸器有灸架、灸盒、灸箱及灸筒（图 4-94、图 4-95）。

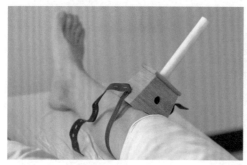

图 4-94　单孔艾盒灸

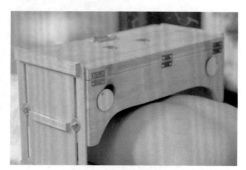

图 4-95　大艾箱灸

②实按灸。将点燃的艾条隔数层布或绵纸实按在穴位上，使热力透达深部，火灭热减后重新点火按灸的方法称为实按灸。若受术者感到按灸部位灼烫、疼痛，即移开艾条，并增加隔层。以反复灸熨 7~10 次为度。在艾绒内另加药物制成的艾条，名为太乙神针或雷火灸（图 4-96）。

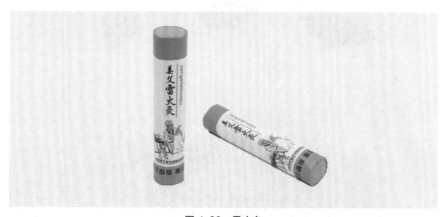

图 4-96　雷火灸

（3）非艾灸，包括药线点灸、天灸等。

①药线点灸。药线点灸是壮族流传的一种民间疗法。它是用苎麻线经中药泡制后点燃，直接灼灸受术者体表特定穴位或部位，以达到治疗疾病的目的（图4-97）。常用于治疗皮肤病及风寒湿痹痛。

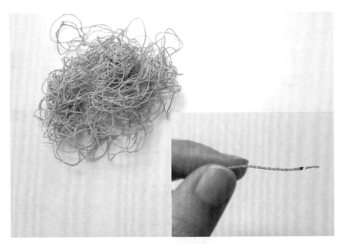

图 4-97　药线点灸

②天灸。天灸是将一些具有皮肤刺激性的药物涂敷于腧穴或患处，又称药物灸、发疱灸（图4-98）。该法可使局部充血、起疱，形成灸疮。常用的中药有白芥子、细辛、大蒜等。可根据药物不同治疗过敏性鼻炎、过敏性咳喘等肺系疾病，或风寒湿邪引起的痹症、痿证等。

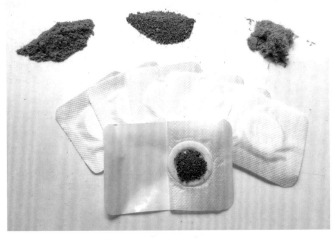

图 4-98　天灸

### 3. 基本操作顺序

常用体位为仰卧位、侧卧位、俯卧位、仰靠坐位、俯伏坐位。

施灸顺序在临床上常为先灸上部，后灸下部；先灸背部，后灸腹部；先灸头身，后灸四肢；先灸阳经，后灸阴经。施灸壮数先少后多，施灸艾柱先小后大。

### 4. 注意事项

（1）晕灸处理。晕灸是受术者在接受艾灸治疗过程中发生晕厥的现象，表现为头晕、目眩、恶心、呕吐、心慌、四肢发凉、血压下降等症状，重者出现神志不清、二便失禁、大汗、四肢厥逆、脉微欲绝。此时应立即停止艾灸，让受术者平卧于空气流通处，松开领口，闭目休息并给予温白糖水（糖尿病患者慎用）或温水，即可。对于猝倒神昏者，应迅速急救。

（2）水疱处理。施灸后皮肤出现红晕是正常现象，但若艾火热力过强，施灸过重，皮肤易起水疱。如果水疱较大，则可用消毒针刺破后消毒，防止感染，数日内可痊愈，1个月内局部可能留有色素沉着。

（3）艾灸结束后，若局部落有艾灰，应帮助受术者清洁皮肤，并注意保暖。可饮温水1杯。

## （七）常见亚健康状态的保健艾灸

### 1. 咳嗽

咳嗽是呼吸道疾病中最常见的症状之一。中医学认为咳嗽多因气候冷热急剧变化，人体卫外功能不强，风寒、风热之邪乘虚侵袭肺卫，以致肺气不宣、清肃失常，或因咳嗽反复发作，肺气久伤，肺虚及脾，脾虚生湿，湿盛生痰，湿痰上渍于肺，肺气不降而致。灸治本证的施治原则，以宣肺止咳、健脾化痰、补肾纳气为主。多取背俞、任脉、督脉、太阴经。

选取肺俞、风门、膏肓、天突、列缺等穴。受术者取俯卧位，暴露肺俞、风门、膏肓，用艾条悬灸、回旋灸，每穴各灸10分钟；或小艾柱隔姜灸，每穴灸3~7壮。受术者取仰卧位，用艾柱直接灸天突、列缺，灸3~7壮。

咳嗽日久不愈，属痰湿盛者，日常艾条灸足三里、丰隆。属脾肾虚者日常艾条灸脾俞、肾俞。

## 2. 腹痛

腹痛是指各种原因引起的腹部疼痛。腹痛病因非常复杂，中医学认为其病因主要是寒邪内积、脾阳不振或饮食停滞，胃肠的消化传导功能失常，清浊相干，气机阻滞不通。灸治本证，以温中健脾、消食化滞为主，多取背俞、任脉、足阳明胃经。

选取中脘、神阙、关元、天枢、足三里等穴。受术者取仰卧位，暴露中脘、神阙、关元、天枢、足三里，用大艾箱灸 30~45 分钟，灸箱宜大，覆盖上述穴位，热度以受术者耐受为度。也可艾柱隔姜灸，每穴灸 5~10 壮。

日常应避寒凉饮食或过饱过饥。用艾箱常灸神阙、关元、天枢；或取坐位，用艾条灸足三里、公孙，可温中散寒、健运脾胃，有效预防腹痛。

## 3. 泄泻

泄泻又称腹泻，是指排便次数增多，粪便稀薄或泻出如水样。中医学认为其病因多为饮食不洁，时邪外侵；或脾胃素弱，中气不足；或因肾阳不足，命门火衰致脾胃升降失常，清浊不分，水食夹杂而下。本证病变主要在脾胃和大小肠，一年四季均可发病，尤以夏季、秋季多见。灸治本证，根据辨证论治原则多以温中散寒、清热利湿、疏肝健脾、消食导滞及温补脾肾为主，多取俞募、任脉、阳明经腧穴、太阴经腧穴。

选取神阙、天枢、中脘、足三里、阴陵泉。受术者取仰卧位，暴露神阙、天枢、中脘，神阙隔盐，用艾箱灸 30 分钟。足三里、阴陵泉用艾条悬灸，每穴灸 10 分钟。

日常应饮食有节，忌暴饮暴食。日常保健灸宜取神阙、足三里，用艾条回旋灸，每日灸 15~30 分钟。

## 4. 痛经

痛经以经期或行经前后少腹及腰骶部疼痛为主证，并随着月经的周期持续发作。严重时可伴有恶心、呕吐、腹泻，甚至昏厥。其原因可分为虚实两类：实证多为行经之时受寒饮冷，以致血得寒而凝滞，瘀血停滞胞中，经行受阻，不通而痛；虚证多为体质素弱、气血不足，以致血海渐虚、胞脉失养而成。艾灸对治疗痛经有较好的疗效，可以温经散寒，调补冲任。临床中多选用任脉、督脉、足太阴脾经、足少阴肾经为主。

选取中极、归来、气海、血海、三阴交等。受术者取坐位，暴露中极、归来、气海、血海、三阴交，中极、归来、气海用大艾箱灸，以小腹持续感温热为度，灸 30 分钟；血海、三阴交用艾条悬灸，每穴灸 10 分钟，每日 1 次。应连续调理 3~6 个周期。

辩证调理：寒湿凝滞加灸水道，每穴灸 15 分钟，以温经止痛；气滞血瘀加灸合谷、太冲，每穴灸 15 分钟，以活血调气；气血不足加灸脾俞、足三里，每穴灸 15 分钟，以益气养血止痛。

### 5. 小儿遗尿

遗尿，是指 3 岁以上的小儿，睡眠中小便经常自遗，醒后方觉的一种病症，又称尿床。轻者隔数日遗尿 1 次，重者 1 夜可遗尿数次。中医学认为本病多因肾气不足、下元虚寒，或脾肺气虚，不能制约水道所致。灸治本证，以温肾固摄补中益气为主，多取任脉、足太阳膀胱经及足三阴经。

选取大敦、三阴交、阴陵泉、膀胱俞、肾俞等。受术者取仰卧位，暴露大敦、三阴交、阴陵泉，气海、中极用艾条雀啄灸，每穴灸 15 分钟。受术者取俯卧位，暴露膀胱俞、肾俞，用艾柱隔盐灸，每穴灸 7~10 壮。每日 1 次。

### 6. 小儿营养不良

小儿营养不良属儿科常见的慢性病证。中医学又称疳积。多由饮食不节、断乳过早、病后失调、药物攻伐太过及虫积等，使脾胃受伤，津液枯涸，不能消磨水谷，久之积滞生热，因热成疳所致。主要表现为小儿面色苍白、精神萎靡、纳呆乏力、形体消瘦、肌肉松弛、头发干枯、腹部胀大、青筋显露、体重不增或减轻。灸治本证，以消食导滞、健脾和胃或益气养血为主，多取足阳明胃经、足太阴脾经、任脉及俞募。

选取章门、中脘、足三里、脾俞等。受术者取仰卧位，暴露章门、中脘、足三里穴。中脘用艾箱灸，灸 30 分钟；章门、足三里用艾条温和灸，每穴灸 15 分钟。受术者取俯卧位，暴露脾俞，用艾柱灸，每穴灸 7 壮。每日 1 次。

《针灸大成》中载"小儿疳积，灸尾闾骨上三寸陷中三壮"，即灸长强穴。用艾柱灸，每次灸 7~10 壮，可调养小儿疳症，改善小儿躯体肌肤干瘪、羸瘦骨立的征象。

### 7. 慢性疲劳综合征

慢性疲劳综合征是指长期（连续 6 个月以上）原因不明的强疲劳感或身体不适，症状包括极度疲劳、无食欲、感冒频发、肠胃不适、焦虑、抑郁、烦躁及情绪不稳、睡眠中断、对光及热敏感、无法集中注意力、身体多部位疼痛。中医学认为本证主要因劳力过度、情志内伤或复感外邪，致肝、脾、肾功能失调而发病。灸治本证，以补益心肾、疏肝健脾为原则，多取督脉、手少阴心经、足少阴肾经腧穴、足太阴脾经腧穴、足厥阴肝经腧穴。

选取百会、印堂、神门、太溪、三阴交、足三里等。受术者取仰卧位，暴露上述部位。印堂、神门用艾柱灸，每穴灸 7~10 壮；百会、太溪、三阴交、足三里用艾条温和灸，每穴灸 30 分钟。每日 1 次。

适当配合心理疗法、饮食疗法、运动疗法。宜日常灸足三里，可用艾条温和灸，每穴灸 30 分钟，每日 1 次，对缓解躯体疲劳、改善身心状态有一定的辅助作用。

## 四、拔罐

### （一）定义

拔罐是以保健为目的，以中医理论为指导，以罐为工具，利用燃烧、抽吸、蒸汽等方法造成罐内负压，使罐吸附于腧穴或体表一定部位，形成局部充血或瘀血现象，起到疏经通络、解表祛邪作用的一种中医保健技术。

### （二）历代发展

拔罐有着悠久的历史，古时称为角法，是一种将挖空的兽角（动物犄角）磨成有孔的筒状，刺破脓肿后以角吸拔脓疮、吸除脓血的外治法。早在 2000 多年前，《五十二病方》中就有古人用兽角做成罐具治疗疾病的记载。

唐代，拔罐有了突破性改进，人们掌握了竹筒的制作工艺，开始采用水煮吸拔的方法，最后发展成现今的水罐、药罐，大大丰富了拔罐疗法的内容。

宋元时期，拔罐的名称由"吸筒法"替换"角法"，而使用竹罐；拔罐方法也进一步由单纯水煮吸拔法发展为药筒法，即先将竹罐在按一定处方配制的药物中煮过备用，需要时，再将此罐置于沸水中煮，然后趁热拔在穴位上，以发挥吸拔和药物外治的双重作用。但此时的药筒法药物种类及用量均较少。

明代，拔罐已成为中医外科中重要的外治法之一。当时一些主要外科著作几乎都列有此法，可吸拔脓血，治疗痈肿。在吸拔方法上，较之前又有所改进。用得较多的是将竹罐在多味中药煎熬后的汁液中煮沸后直接吸拔，故竹罐又被称为药筒。宋代的药筒法，无论是在药物种类及剂量，还是使用方法方面，都有明显进步。

清代以前，文献记载的诸多拔罐方法，虽在罐具、吸拔方法、药物等方面有所改良和提高，但在临床应用方面仍不能脱离疔痈疮疡这类外科阳热实证。清代，拔罐有了更大的发展。首先，是拔罐工具的又一次革新。竹罐尽管价廉易得，但吸力较差，且久置干燥后易产生燥裂而漏气。为弥补此不足，清代出现了陶土烧制成的陶罐，并正式提出了沿用至今的"火罐"一词。其次，拔罐方法有了较大进步，一改以往以病灶区作为拔罐部位，而采用吸拔穴位来提高治疗效果。最后，拔罐的治疗范围也突破了历代以吸拔脓血疮毒为主的界限，从单一的外科发展到内科多种病症的治疗。

### （三）拔罐的作用

拔罐具有开泄腠理、祛风散寒、通经活络、行气活血、祛瘀生新、消肿止痛等作用。拔罐产生的真空负压有较强的吸拔之力，其吸拔力作用在经络穴位上，使体内的病理产物通过皮肤毛孔排出体外，从而使经络气血得以疏通、脏腑功能得以调整，达到防治疾病的目的。

### （四）适应证

拔罐具有抵抗外邪、保卫机体、活血化瘀、疏通经络、调整气血、平衡阴阳、反映病候、协助诊断的作用。除了用于临床治疗疾病，在养生保健中可解表祛邪、祛风寒湿、舒经通络，如缓解感冒、头痛、发热、颈肩腰腿痛、过敏等症状。

### （五）禁忌证

醉酒、过饥、过饱、过渴、过度疲劳者，出凝血功能障碍者，传染性皮肤病患者不宜拔罐；皮肤破损处，中度和重度水肿部位，静脉曲张处，体表大动脉搏动处及眼、耳、口、鼻等五官孔窍处和乳头等部位，孕妇及经期妇女的腹部、腰骶部。也不宜拔罐。

### （六）拔罐操作知识

#### 1. 常见罐具

（1）火罐。火罐是拔罐的常用工具，可大致分为 3 种。

①竹罐。由坚固的细毛竹制成，一端留节为底、一端为罐口，中间略

粗，形似腰鼓（图4-99）。优点是轻巧、价廉、不易跌碎、比重轻、吸得稳、能吸收药液且取材容易、制作简便。缺点是易爆裂漏气。多用于水罐法。

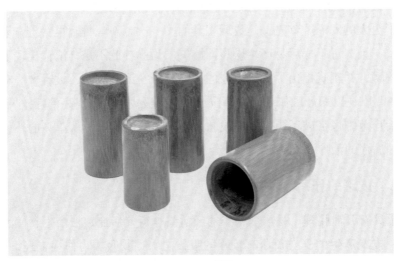

图 4-99　竹罐

②玻璃罐。由玻璃加工制成，球状，肚大口小，口边外翻，有多种规格型号（图4-100）。优点在于质料透明，可以从外面看到吸拔部位皮肤的变化，易于掌握拔罐后局部反应的程度。缺点是易碎。多用于火罐法。

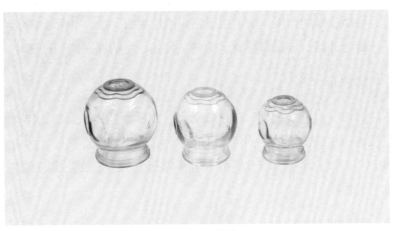

图 4-100　玻璃罐

③陶罐。由陶土做成，口底平滑，形似木钵或瓷鼓（图4-101），吸力大，但易碎。多用于水罐法。

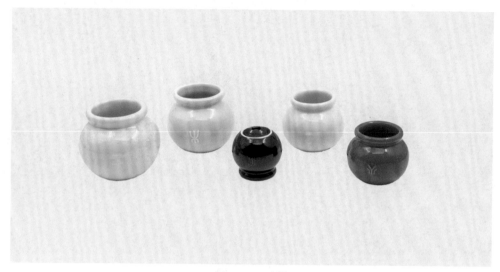

图 4-101　陶罐

（2）抽气式罐具。目前广泛用于家庭保健，操作方法由传统的点火燃烧排气转变成真空压力抽气，操作简便安全，排除了点火式操作方法的安全隐患，有利于拔罐的推广。抽气式罐具罐体透明（图4-102），同样可观察吸拔部位皮肤罐斑的形成。

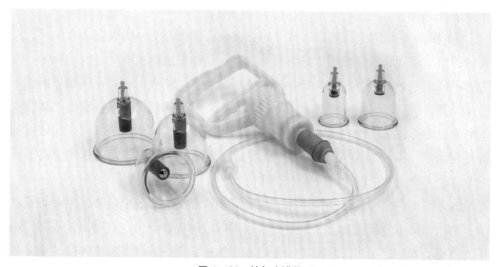

图 4-102　抽气式罐具

（3）易罐。由硅胶制成，具有吸附力大、可以形变的特点，能够吸附在关节处，并能同时进行牵拉及活动，使痉挛的肌肉很快松弛（图4-103）。

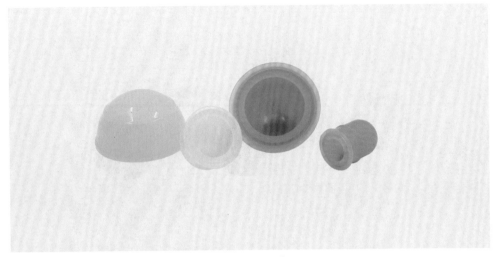

图 4-103　易罐

## 2. 拔罐操作方法

（1）火罐法。一只手持夹住95%酒精棉球的止血钳或镊子，另一只手握住罐体，罐口朝下，将棉球点燃后立即伸入罐内（以罐口与罐底的外1/3与内2/3处为宜），快速摇晃1~3圈随即退出，速将罐扣于应拔部位。火罐法有以下常见操作方法。

①闪罐法。用闪火法将罐吸拔于应拔部位，随即取下，再吸拔，再取下，反复吸拔至局部皮肤潮红或罐体底部发热为度。动作要迅速而准确。闪罐频率一般为10~30次/分钟，持续操作时间一般为3~10分钟。必要时也可在闪罐后留罐。

②留罐法。将吸拔在皮肤上的罐具留置一定时间，使局部皮肤潮红，甚或皮下瘀血呈紫黑色后再将罐具取下。留罐时间可根据年龄、体质、部位、保健目的等情况而定，一般为5~15分钟。若遇皮肤反应敏感、皮质薄嫩、身体虚弱等情况或遇老人和儿童，则留罐时间不宜过长。

③走罐法。先于施罐部位涂抹适量润滑剂或温水、保健中药液，也可将罐口涂上油脂。待用罐吸拔后，一只手固定拔罐部位的皮肤，另一只手握住罐体，略用力将罐沿着一定路线反复推拉，至走罐部位皮肤潮红或呈紫红色为度。推罐时应用力均匀，以防止罐具漏气脱落。

④排罐法。沿某一经脉或某一肌束的体表位置顺序成行排列吸拔多个罐具。

（2）水罐法。将竹罐放入水中或保健中药液中煮沸 2~3 分钟，然后用镊子将罐倒置（罐口朝下）夹起，迅速用干毛巾捂住罐口片刻，以吸去罐内的水或中药液，降低罐口温度，但保持罐内热气，趁热快速将罐扣于应拔部位，然后轻按罐具 30 秒左右，令其吸牢。一般水罐法多采用局部排罐法。

（3）抽气罐法。先将抽气罐紧扣在应拔部位，再用抽气筒将罐内的部分空气抽出，使其吸拔于皮肤上。一般抽气罐法多采用局部排罐法。

（4）起罐方法。一只手握住罐体腰底部稍倾斜，另一只手拇指或食指按压罐口边缘的皮肤，使罐口与皮肤之间产生空隙，空气进入罐内，即可将罐取下。抽气罐起罐时可提起抽气罐上方的塞帽使空气注入罐内，罐具即可脱落。水罐起罐时应先将拔罐部位适当倾斜，并在低于罐口处放置适量干棉球，再用一般方法起罐。

### 3. 注意事项

（1）根据症状及部位选择相应的罐具。罐体应完整无裂痕，罐口内外应光滑无毛糙，罐的内壁应擦拭干净。

（2）走罐后应用干净纸巾、毛巾将走罐部位的润滑剂、保健中药液擦拭干净。

（3）拔罐结束后，宜饮 1 杯温水，适当休息。为避免风寒之邪侵袭，须待皮肤毛孔闭合恢复后方可洗浴，一般为拔罐后 4 小时左右。

（4）拔罐后皮肤出现潮红色、紫红色罐印是正常现象，数天后即可自行消失，一般不需进行特殊处理。拔罐间隔按施术局部皮肤颜色和受术者机体状态决定。对同一部位的拔罐一般间隔 3~5 天，或等罐斑痕迹消失后再进行下一次拔罐。

## （七）常见亚健康状态的保健拔罐

### 1. 感冒

广义的感冒不是一种疾病，而是一组疾病，包括普通感冒、咽炎、喉炎、扁桃体炎等一系列上呼吸道疾病。狭义的感冒是指普通感冒，是鼻腔、咽或喉部急性炎症的总称，是一种自愈性疾病。普通感冒，中医称伤风或伤寒。《景岳全书·伤风》中说："伤风之病，本由外感，但邪甚而深者，遍传经络即为伤寒，邪浅而轻者，止犯皮毛，即为伤风。"中医学认为其病因是外邪侵犯肺卫，故一般都有肺卫表证，因而初起治法以解表散邪为主；如虚人感冒，屡感屡发，正气愈虚，邪气留恋，又当扶正与祛邪兼顾。

治疗感冒可在颈肩、背部及太阳经走罐及留罐。分别从风池至肩井，从风门沿足太阳膀胱经走罐，以皮肤潮红为度，每侧从走罐 10~20 次为宜。走罐结束后可在风池、肩井、大椎、风门、肺俞等留罐 5~8 分钟。

若为风寒感冒，受术者有畏风寒、怕冷、小便清、舌淡苔薄白等表现，可在上述拔罐手法结束后，配合风池、肺俞等艾灸 20 分钟。

### 2. 肥胖

肥胖是过食、缺乏体力劳动等导致体内脂肪堆积过多，使体重超过一定范围的一种状态。《素问·通评虚实论》提到："肥贵人，则膏粱之疾也。"《素问·奇病论》也说："必数食甘美而多肥也。"它们均阐述了导致肥胖的因素。肥胖病机属气虚痰湿偏盛，病位主要在脾与肌肉，多属本虚标实之候，本虚以气虚为主，多为脾、肾气虚，兼心、肺气虚；标实为痰湿膏脂内停，或兼水湿、血瘀、气滞等，临床常有偏于本虚及标实的不同。通过拔罐，可刺激腧穴，疏通经络，平衡气血，扶正祛邪达到减肥的目的。

可选脾俞、胃俞、天枢、中脘、足三里、丰隆、三阴交等穴及肥胖部位。肥胖部位采用闪罐法，频率为 10~30 次 / 分钟，操作 3~5 分钟。余穴留罐 5~15 分钟。每周 2~3 次，4 周为 1 个疗程，未消罐印部位错开罐印留罐。

### 3. 隐疹

隐疹是以皮肤上出现风团，伴有瘙痒为主症的病证，又称风疹、风疹块。表现为皮肤上出现风团，发无定处，时发时退，伴有瘙痒，消退后不留痕迹。其发生常与体质素虚、腠理不固、风邪侵袭或食用鱼虾荤腥食物等因素有关。本证病位在肌肤腠理，基本病机是营卫失和、邪郁腠理，治疗以祛风止痒、养血和营为原则。

受术者取合适体位，充分暴露操作部位皮肤。取神阙、肺俞、肝俞、脾俞等，选择中号或大号玻璃罐用闪火法在神阙进行闪罐法操作，闪罐 20~30 次，频率为 20 次 / 分钟。余穴留罐，留罐时间为 5~10 分钟。每周 2~3 次，4 周为 1 个疗程，未消罐印部位错开罐印留罐，疗程间隔 1 周。

## 五、刮痧

### （一）定义

刮痧是以保健为目的，以中医理论为指导，用牛角、玉石、铜砭等边缘光滑的工具，蘸取油、水、酒等介质在皮肤相关部位刮拭，至皮肤出现潮红色、紫红色或暗红色等痧斑，以达到疏通经络、驱寒除湿、活血化瘀的目的。

### （二）历代发展

刮痧最早可追溯至战国时期的帛书《五十二病方》。帛书中多处讲到"布炙以熨"和"抚以布"，已初见刮痧的模式。关于刮痧最早的文献记载是晋代葛洪的《肘后备急方》。元代危亦林《世医得效方》记载了痧斑，此后便有了刮痧的称法。明代赵宜真的《秘传外科方》，在《救解诸毒伤寒杂病一切等证》章节中道："绞肠痧证，发即腹痛难忍……"明代王肯堂在《证治准绳》中论述了有关痧证的病候和治疗方法："干霍乱者，忽然心腹胀满，绞刺疼痛……或麻皮蘸油刮臂膊上，或视膝腕内有红筋刺出紫血，或刺十指头出血，立愈。"明代张景岳《景岳全书》中载："今东南人有刮痧之法，以治心腹急痛，盖使寒随血聚，则邪达于外而脏气始安，此亦出血之意也。"

我国第一部关于刮痧的专著是清代郭志邃撰写的《痧胀玉衡》，其中的《刮痧法》描述："背脊颈骨上下及胸前、胁肋、两背、肩臂痧，用铜钱蘸香油刮之，或用刮舌剧子脚蘸香油刮之。头额、腿上痧，用棉纱线或麻线蘸香油刮之。大小腹软肉内痧，用食盐以手擦之。"

清代张路玉在《张氏医通》中论述刮痧："举世有用水搭肩背及臂者，有以苎麻水湿刮之者，有以瓷碗油润刮之者。"清代陆乐山在《养生镜》中详细地论述了刮痧的运用："颠折、头痛舌麻，头摇不止，痛如打折，面带麻……用香油刮脑户穴、风府穴。"清代张志聪在《侣山堂类辨》中曰："所谓痧者，身上有斑点如砂，或用麻刮之，则累累如朱砂，故名曰痧……故浅者刮之，深者刺之，使邪气外泄，而痛可止。"

### （三）刮痧的作用

#### 1. 发汗解表

刮痧通过外力使血液循环加快，毛细血管扩张充血，毛孔开泄，增加汗液的分泌，腠理开泄，得以祛邪外出。

#### 2. 调畅气机

刮痧刺激体表经络穴位，疏经通络，增强经络所属脏腑功能，治疗经络气血偏盛、偏衰或气机紊乱，进而起到调畅脏腑气机的作用。

#### 3. 温经散寒

刮痧的刺激使局部产生热效应，起到温经散寒的作用。如风寒型落枕是风寒湿邪直中经络导致颈项的气血凝滞、经络痹阻，运用刮痧可温经散寒，疏通经脉，治疗该证。

#### 4. 活血化瘀

刮痧刮拭体表肌肤，通过刮力使肌肉舒张，毛细血管扩张充血，加强组织血液循环，增加组织的血流量，进而起到活血化瘀的作用。

#### 5. 舒筋通络

刮痧使痉挛紧张的肌肉得以舒展，使经脉通则不痛，达到舒筋通络的作用。

#### 6. 美颜塑形

刮痧作用于面部、躯干，祛湿通络、活血化瘀，加快新陈代谢，起到排毒养颜、舒缓皱纹、行气消斑的美颜作用及减肥塑形作用。

### （四）适应证

刮痧应用范围较广，涉及内科、外科、妇科、儿科。刮痧可用于养生保健，可疏经通络、祛邪解表，多用于治疗感冒、发热、咳嗽、经络不通导致的疼痛等，临床上还可用于治疗中暑、牙痛、口疮、头晕、头痛、软组织劳损、小儿厌食、失眠、黄褐斑、肥胖、焦虑症、抑郁症、腹胀、便秘、乳腺增生、痛经、荨麻疹等。

### （五）禁忌证

醉酒、过饥、过饱、过渴、过度疲劳者，出凝血功能障碍者不宜刮痧；皮肤破损处，心尖区，体表大动脉搏动处以及眼、耳、口、鼻等五官孔窍处和乳头、肚脐等部位，孕妇及经期妇女的腹部、腰骶部也不宜刮痧。

## （六）刮痧操作知识

### 1. 器具选择

刮痧器具材质应对人体无毒副作用。凡大小适中、边缘光滑的硬物均可作为刮痧的工具。刮痧板的形状有椭圆形、方形、缺口形、三角形、梳形等，常见材质有玉石、水牛角、铜砭、磁石、瓷器等（图4-104）。根据刮拭部位、证候选择合适的刮痧器具。

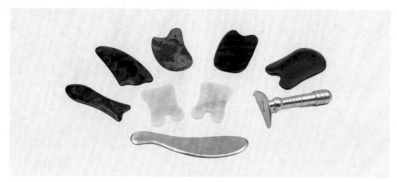

图 4-104　刮痧板

### 2. 刮痧操作方法

（1）涂抹刮痧介质。取适量刮痧介质，置于清洁后的拟刮拭部位，用刮痧板涂抹均匀。常用的刮痧介质有刮痧油、刮痧乳等（图4-105）。

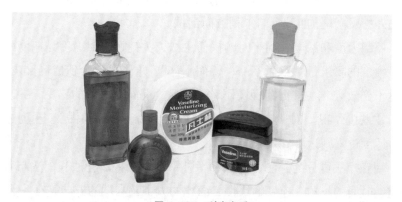

图 4-105　刮痧介质

①刮痧油是中草药和医用油精炼而成的油剂，具有清热解毒、活血化瘀、解肌发表、缓解疼痛、帮助透痧和润滑护肤增效等作用。宜用于成人、刮痧面积大者或皮肤干燥者。

②刮痧乳是天然植物原料合成的乳剂，具有改善血液循环、促进新陈代谢、润滑护肤增效的作用。宜用于儿童或面部刮痧。

（2）持刮痧板方法为根据所选刮痧板的形状和大小，使用便于操作的握板方法。一般为单手握板，将刮痧板放于掌心，一侧由拇指固定，另一侧由食指和中指固定或由拇指以外的其余四指固定（图4-106）。刮痧时利用指力、腕力和臂力，使刮痧板与其移动方向的夹角成45°~60°（图4-107）。

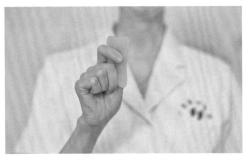

图4-106　持板方式

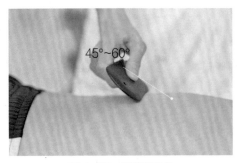

图4-107　刮痧板夹角

（3）操作顺序总原则为先头面后手足，先胸腹后背腰，先上肢后下肢，逐步按顺序刮拭。

（4）操作方向总原则为由上向下，由内向外，应单方向刮拭，尽可能拉长刮拭距离。头部宜采用梳头或放射法刮拭；面部应由里向外、由下向上刮拭；胸部正中应由上向下，肋间则应由内向外刮拭；背部、腰部、腹部则应由上向下，逐步由里向外扩展刮拭；四肢宜向末梢方向刮拭。

（5）控制力度和深度。刮痧时的操作手法，关键在于对力度与速度的掌握和控制。对力度的要求是"重而不滞，轻而不浮"，重了可能会造成局部皮肤损伤，轻了则达不到效果。在进行刮痧操作时，要反复询问受术者的感受，并注意观察施术部位皮肤的情况。对速度的要求是"快而不滑，慢而不滞"，速度过快则不能渗透，速度过慢则达不到效果。

（6）刮痧疗法可分为补法、泻法和平补平泻法三种。补法和泻法与其刮拭力量的轻重、时间的长短、速度的快慢、面积的大小及刮拭的方向等有关。

①补法的刮拭力度小，刺激时间短，刮拭速度慢，痧痕点数少，顺经脉循行方向刮拭，刮拭后可加艾灸。

②泻法的刮拭力度大，刺激时间长，刮拭速度快，痧痕点数多，逆经脉循行方向刮拭，刮拭后可加拔罐。

③平补平泻法介于补法和泻法之间，刮拭力度及速度适中。

（7）刮痧手法有直线刮法、弧线刮法、梳刮法、点压法、弹拨法等。

①直线刮法，又称直板刮法，是用刮痧板在体表进行有一定长度的直线刮拭。此法宜用于身体比较平坦的部位，如背部、胸腹部、四肢。

②弧线刮法的刮拭方向呈弧线形，刮拭后体表出现弧线形的痧痕，刮痧方向多循肌肉走行或骨骼结构特点而定。此法宜用于胸背部肋间隙、肩关节和膝关节周围等部位。

③梳刮法是使用刮痧板或刮痧梳从前额发际处及双侧太阳处向后发际处做有规律的单方向刮拭，刮痧板或刮痧梳与头皮夹角成45°，动作宜轻柔和缓，如梳头状。此法宜用于治疗头痛、头晕、疲劳、失眠和精神紧张等。

④点压法，又称点穴法，是用刮痧板的边角直接点压体表经络穴位处，力量逐渐加重，以受术者能承受为度，保持数秒后抬起，重复操作 5~10 次。此法宜用于肌肉丰满处的穴位，或刮痧力量不能深达及压痛明显的穴位。

⑤弹拨法是用刮痧板的一边或较突出的边角着力于条索状筋结处或特定的穴位，做弹拨手法，每个部位宜弹拨 3~5 次。此法宜用于经络瘀滞部位。

### 3. 常用部位的保健刮痧方法

（1）面部。刮拭前额，从印堂到神庭，从额中到太阳；刮拭眼眶周围，手法一定要轻，上眼眶由里向外刮试，刮痧板先直立，后顺势平拉，下眼眶同样操作；刮拭面颊，从鼻子侧部至面颊外侧刮拭至太阳，再从嘴角两侧由下至上刮拭至太阳；刮拭下颌，由下巴分左右刮拭至面颊再到耳前。以每个部位刮拭 10~20 次为宜（图 4-108）。

（2）头部。用直线刮法从神庭刮拭至百会；用弧线刮法刮拭头部两侧足少阳胆经，从太阳附近开始，绕耳上，向头侧后部翳风和风池方向刮

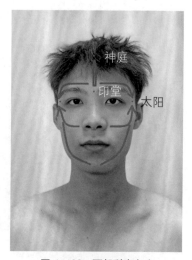

图 4-108　面部刮痧方法

拭，先轻刮，然后力度逐渐加大，以受术者能耐受为度；从百会向头后部至颈项过风府方向刮拭，然后刮拭头后部双侧足太阳膀胱经，从头顶部向头后部至颈项过风池方向刮拭。以每个部位刮拭 10~20 次为宜（图 4-109）。

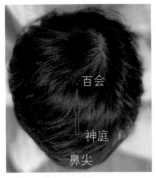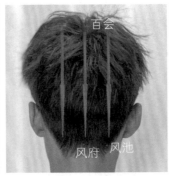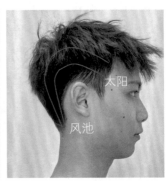

图 4-109　头部刮痧方法

（3）颈部。用直线刮法轻手法刮拭颈部正中督脉，从风府向下刮拭至大椎；用直线刮法重手法刮拭脊柱两侧足太阳膀胱经，分别从天柱间下刮至风门，风门可采用点压法刺激；用弧线刮法刮拭颈部左右两侧足少阳胆经，分别从风池、完骨刮至肩井并延长至肩头，肩井可采用点压法刺激。以每侧刮拭 20~30 次为宜（图 4-110）。

（4）胸胁部。用直线刮法从上向下轻刮胸部正中任脉，从天突向下刮拭至剑突；从剑突分别由内向外向两侧腋中线刮拭，膻中可采用点压法刺激。以每个部位刮拭 10~20 次为宜（图 4-111）。

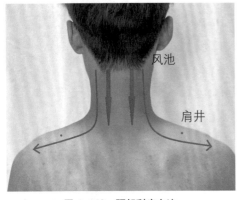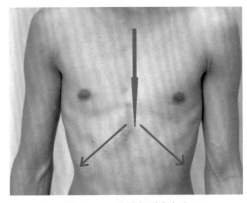

图 4-110　颈部刮痧方法　　　　　　图 4-111　胸胁部刮痧方法

（5）背腰部。用直线刮法从上向下刮拭背部正中督脉及足太阳膀胱经（脊柱旁开 1.5~3 寸的区域）。以每侧刮拭 20~30 次为宜（图 4-112）。

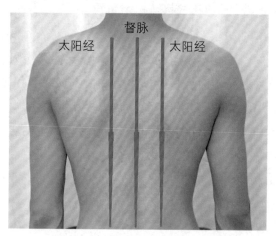

**图 4-112 背腰部刮痧方法**

### 4. 注意事项

（1）刮痧后应用干净纸巾、毛巾将刮拭部位的刮痧介质擦拭干净。

（2）刮痧结束后，宜饮 1 杯温水，适当休息。为避免风寒之邪侵袭，须待皮肤毛孔闭合恢复后方可洗浴，一般为刮痧后 4 小时左右。

（3）刮痧后皮肤出现潮红、紫红等颜色变化，或出现粟粒状、丘疹样斑点及片状、条索状斑块等形态变化，并伴有局部热感或轻微疼痛，都是正常现象，数天后即可自行消失，一般不需进行特殊处理。两次刮痧之间宜间隔 3~6 天，或以皮肤上痧斑退、手压皮肤无痛感为宜，若刮痧部位的痧斑未退，不宜在原部位进行刮拭。

### （七）常见亚健康状态的保健刮痧

#### 1. 头痛

头痛是指头颅内外各种性质的疼痛，可见于多种疾病。除全身感染发热性疾病、颅脑损伤引起的疼痛外，多数情况由精神紧张、过度疲劳、睡眠不足或颈椎周围肌群紧张引起。中医学认为头痛或因感受风寒湿邪，上犯清窍，清阳之气受阻而发；或因情志郁怒，经脉失条达而拘急疼痛；或饮食不节、劳伤脾胃，致痰湿内生、痰瘀痹阻而上蒙清窍；或先天禀赋不足，或劳欲伤肾，或年老气血不足，致髓海不充而头痛。

（1）头部前额督脉、足阳明胃经刮痧。用直线刮法从印堂刮拭至百会，可点按印堂、神庭、百会等；前额疼痛可从眉上鱼腰至目窗、承光。以每个部位刮拭10~20次为宜。

（2）头部侧面手少阳三焦经、足少阳胆经刮痧。用弧线刮法刮拭头部两侧足少阳胆经，从太阳附近开始，绕耳上，向头侧后部乳突和风池方向刮拭，先轻刮，然后逐渐加大力度，以受术者能耐受为度，最后再逐渐减力轻刮，可点按太阳、率谷、风池，在两侧颞部如有条索状结节应适当弹拨松解。以每个部位刮拭10~20次为宜。

（3）头部后侧督脉、足太阳膀胱经刮痧。从百会向头后部至颈项风府方向刮拭，然后刮拭头后部双侧足太阳膀胱经，从头顶部向头后部至颈项天柱方向刮拭。以每个部位刮拭 10~20 次为宜。

### 2. 失眠

失眠是入睡和睡眠维持困难所致的睡眠质量或数量达不到正常生理需求而影响白天社会功能的一种主观体验，是最常见的睡眠障碍性疾病，以不易入睡、睡后易醒、醒后难再睡、时睡时醒、容易被惊醒、对声音和灯光敏感或彻夜不寐为特点，常伴有日间精神不振、反应迟钝、体倦乏力甚则心烦懊恼。中医学称其为不寐，古时称为不得卧或不得眠。《景岳全书》曰："不寐一由邪气之扰，一由营气之不足，有邪者多实证，无邪者皆虚证。"认为病性分虚实两端，感受伤寒、伤风等外邪，或饮食无节、痰热内扰、情志不遂、五志化火、阴虚火旺，或日久化瘀成毒，扰乱心神；或由心脾两虚、气血不足、心胆气虚、多惊易惕、心肝血虚、魂不安藏致心神失养，均可导致不寐。《灵枢·大惑论》曰："卫气不得入于阴……不得入于阴则阴气虚，故目不瞑也。"综上所述，卫气的运行、五脏神功能的正常发挥，离不开充沛的气血，虚则失养，实则化生痰、瘀、浊、毒等，阴阳失衡，阳不入阴而发失眠。

（1）开天门。用直线刮法自下而上从印堂至百会交替刮拭，点按百会，约操作 2 分钟。

（2）分阴阳。用弧线刮法自前额正中印堂上向两旁刮拭至太阳，点按太阳，约操作 2 分钟。

（3）刮面颊。用弧线刮法从鼻子侧部刮拭至面颊外侧，从嘴角两侧由下至上刮拭至颞侧，再从下巴分左右刮拭至耳前，约操作 3 分钟。

（4）刮枕后。用弧线刮法刮拭风池至颈肩结合部，按揉安眠，约操作 3 分钟。

（5）刮足底。用直线刮法从足心刮拭至足跟，按揉涌泉及安眠，约操作 3 分钟。

（6）上述刮痧手法结束后，可配合艾灸涌泉 20~30 分钟，敛阳入阴。

### 3. 颈肩痛

颈肩痛是因长期伏案、低头工作，或由不良生活习惯引起颈肩僵硬、酸胀、疼痛不适等症状反复出现。中医学将这类疼痛统称为痹症。从经络循行来看，颈肩后部由督脉、手太阳小肠经、足太阳膀胱经所主，颈肩侧部则由手三阳经及足少阳胆经所主。《素问·痹论篇》中，"黄帝问岐伯曰：痹之安生？岐伯对曰：风寒湿三气杂至，合而为痹也"，解释了诸多痹症是由于风、寒、湿三种邪气作用于局部而引起，此为外因。而岐伯又说"风雨寒热，不得虚，邪不能独伤人"，即日常过劳使人体正气不足，局部气血不利，当感外邪时便容易发病，此为内因。故该类症状可通过疏通经络，提升正气的治疗理念展开干预。

（1）颈部后正中督脉刮痧。用直线刮法轻手法刮拭颈部正中督脉，从风府向下刮至大椎下，轻刮 10~20 次。可用刮痧板的边缘由上向下，依次轻柔点压按揉每个棘突下的凹陷 3~5 次。身体消瘦、颈椎棘突明显突出者，宜选用边缘稍厚的刮痧板，避免受术者感到强烈疼痛。

（2）颈部后侧足太阳膀胱经刮痧。用直线刮法刮拭脊柱两侧足太阳膀胱经，力度可根据受术者承受程度适当加重，分别从天柱向下刮拭至风门，以每侧刮拭 20~30 次为宜。风门可采用点压法、按揉法。

（3）颈部外侧手少阳三焦经、足少阳胆经刮痧。用弧线刮法刮拭颈部左右两侧足少阳胆经，分别从风池、完骨刮拭至肩井并延长至肩头，以每侧刮拭 20~30 次为宜。肩井可采用点压法、按揉法。

（4）肩前部手太阴肺经、手少阴心经刮痧。用弧线刮法从上向下刮拭腋前线，以每侧刮拭 20~30 次为宜。

（5）肩后部手太阳小肠经刮痧。先用直线法由内向外轻刮肩胛冈上下，然后用弧线刮法刮拭肩关节后缘的腋后线；用直线刮法从上向下刮拭肩胛内侧足太阳膀胱经，从后发际天柱向大杼、膈俞方向刮拭，以每侧刮拭 20~30 次为宜。

（6）肩外侧手少阳三焦经刮痧。施术者一只手握住受术者前臂手腕处，使上肢外展 45°，用直线刮法刮拭肩关节外侧少阳经循行处，包括三角肌正中及两侧缘，以每侧刮拭 10~20 次为宜。

### 4. 乳腺增生

乳腺增生是指各种原因导致女性出现乳腺肿块、结节，伴有局部压痛或随月经周期性疼痛等症状。中医学称乳癖。多由情志不遂、长期精神压力较大或受到精神刺激，导致肝气郁结，气机阻滞而生；或因脾失健运，气机升降失常，痰浊内生，阻于乳络；或因冲任失调，上则乳房痰浊凝结，下则经水逆乱而月经失调。从经络角度看，有经络循行或布散于乳腺周围，足阳明胃经，从缺盆下而贯通乳房；足太阴脾经，别上膈，循行经过乳房外侧；足厥阴肝经，上贯膈，布胁肋，绕乳房而行；足少阴肾经循行经过乳房内侧。由此可见，这几个脏腑功能异常或气血不足，都可引起乳络不通，郁结包块。

（1）颈肩两侧手少阳三焦经、足少阳胆经刮痧。用弧线刮法刮拭肩部左右两侧足少阳胆经，分别从颈部刮拭至肩井并延长至肩头，又由脊柱向外刮拭两侧肩胛部，再由腋窝下由下至上刮拭至腋后线，以每侧刮拭 20~30 次为宜。重点刮拭肩井、天宗、肩贞，可采用点压法、按揉法，肩贞附近一般可触及明显的结节。力度以受术者能耐受为度，适当由轻到重均匀缓慢增加力度。

（2）背腰部脊柱两侧背俞刮痧。用直线刮法从上向下刮拭背腰部脊柱旁开1.5~3 寸的区域，以每侧刮拭 20~30 次为宜。重点刮拭膈俞、肝俞、脾俞、关元俞等，如有条索状结节，可用点按法或按揉法刺激穴位，松解结节。

（3）胸部正中任脉刮痧。用直线刮法从上向下轻刮胸部正中任脉，从天突向下刮拭至剑突，以刮拭 10~20 次为宜。重点刮拭膻中。该部位骨性标志较突出，力度应由轻到重，以受术者能耐受为度。

（4）两胁肋部足太阴脾经、足厥阴肝经刮痧。用弧线刮法刮拭两侧胁肋部，分别从剑突沿肋骨向两侧腰腹刮拭，以每侧刮拭 20~30 次为宜。该部位骨性标志较突出，力度应由轻到重，以受术者能耐受为度。

不能明确疾病时，应建议受术者及时就医。

## 六、中医养生保健技术操作考核评分标准

### （一）按摩

按摩的中医养生保健技术操作考核评分标准见表 4-1。

## 表 4-1　中医养生保健技术操作考核评分标准——按摩

姓名：　　　　　　考号：　　　　　　得分：

| 项目 | | 要求 | 扣分标准 | 分值 | 得分/说明 |
|---|---|---|---|---|---|
| 操作前准备（24分） | | 评估：确认受术者身体状态（过饥、过饱、过渴等状态下不宜进行保健按摩），有无禁忌证；口述按摩禁忌证，包括受术部位皮肤破损，出凝血功能障碍者，醉酒、极度疲劳及妊娠期 | 少一项 -2 | 10 | |
| | | 物品：治疗巾、毛巾 | 少一项 -2 | 6 | |
| | | 施术者：仪容仪表整洁规范、指甲短、手部无饰物，洗手，手部应保持洁净、温暖 | 少一项 -2 | 8 | |
| 操作流程（66分） | | 协助受术者更换衣物，取仰卧位，暴露按摩部位，注意保暖和保护性措施 | 少一项 -2 | 6 | |
| | | 叙述按摩部位及按摩手法（口述） | 少一项 -2 | 4 | |
| | 头面部 | ①分抹前额2分钟；②轻摩眼眶1分钟；③推颧弓1分钟；④分推下颌1分钟；⑤点按头部穴位3分钟；⑥轻揉耳廓1分钟；⑦梳理头皮1分钟 | 动作不连贯、顺序错误 -2，指出或口述穴位位置均可，错一个 -2 | 46 | |
| | 上肢 | ①行基本放松手法，运用按法、揉法、拿法等手法使受术者从上肢到腕部放松，单侧上肢操作时间约2分钟；②重点点按中府、曲池、手三里、合谷，操作时间约1分钟；③进行大幅度大范围的顺式按摩，以受术者感到手部明显发热为度，单侧操作时间约2分钟 | | | |
| | 背部 | ①拿揉颈肩约2分钟；②分推背部约1分钟；③按揉背部、点穴约5分钟；④直擦督脉约1分钟；⑤横擦八髎约1分钟；⑥掌拍背部约1分钟 | | | |
| | 下肢 | ①取仰卧位，拿揉下肢前侧、内侧、外侧，点按足三里；②推摩足背，点按太冲；③搓推足心，点按涌泉；④拔伸趾关节3次；⑤活动踝关节5~8圈，叩击足跟5~10次；⑥取俯卧位，拿揉按下肢后侧 3~5分钟，按压环跳、委中、承山2分钟；⑦拿揉按下肢后侧3分钟；⑧直推下肢后侧5~8遍；⑨牵抖下肢20秒 | | | |
| | | 协助受术者更衣，询问受术者感受，收拾物品 | 少一项 -2 | 4 | |
| | | 向受术者交代有关注意事项（按摩后宜短暂休息，可饮适量温水） | 少一项 -2 | 6 | |
| 技能熟练（10分） | | 心理素质好，动作稳重、适宜，操作正确，熟练体现人性化关怀，目标达到 | 一项达不到 -2 | 10 | |

## （二）艾灸

艾灸的中医养生保健技术操作考核评分标准见表4-2。

表4-2 中医养生保健技术操作考核评分标准——艾灸

姓名：　　　　　　考号：　　　　　　得分：

| 项目 | 要求 | 扣分标准 | 分值 | 得分/说明 |
|------|------|---------|------|----------|
| 操作前准备（36分） | 评估：确认受术者身体状态（有无过饥、过饱、过度疲乏、凝血异常病史、皮肤病变），有无其他禁忌证；操作环境清洁及温湿度适宜 | 少一项-2 | 14 | |
| | 物品：艾条、灸具、酒精灯、95%酒精、打火机、治疗巾或毛巾 | 少一项-2 | 12 | |
| | 施术者：仪容仪表整洁规范、指甲短、手部无饰物，洗手 | 少一项-2 | 10 | |
| 操作流程（54分） | 协助受术者取舒适体位，充分暴露待灸部位，注意保暖 | 少一项-2 | 6 | |
| | 温和灸：点燃艾条，将点燃的一端在距离施灸穴位皮肤3厘米左右处进行熏灸，以局部有温热感而无灼痛为宜。一般每穴（处）灸20~30分钟，至局部皮肤出现红晕为度。操作示例灸足三里 艾箱灸：将点燃的艾条置于灸箱内，置于应灸部位。一般操作时间为20~30分钟。操作示例灸腹部神阙 | 穴位定位不准确-5 操作不流畅-5 | 20 | |
| | 施灸过程中，随时询问受术者有无温热感或灼痛感，及时调整距离 | | 4 | |
| | 艾条灸过程中应及时刮除艾条灰，防止艾灰掉落烫伤皮肤或烧坏周围物品 | | 6 | |
| | 施灸完毕，立即将艾条插入灭火器具中，熄灭艾火 | | 6 | |
| | 协助受术者更衣，询问受术者感受，收拾物品 | 少一项-2 | 6 | |
| | 向受术者交代有关注意事项（艾灸后饮温水1杯，注意保暖，避免直接吹空调、风扇等） | 少一项-2 | 6 | |
| 技能熟练（10分） | 心理素质好，动作稳重、轻巧，操作正确，熟练体现人性化关怀，目标达到 | 一项达不到-2 | 10 | |

## （三）拔罐

拔罐的中医养生保健技术操作考核评分标准见表4-3。

**表4-3 中医养生保健技术操作考核评分标准——拔罐**

姓名： 考号： 得分：

| 项目 | 要求 | 扣分标准 | 分值 | 得分/说明 |
|---|---|---|---|---|
| 操作前准备（34分） | 评估：确认受术者身体状态（有无过饥、过饱、过度疲乏、凝血异常病史、皮肤病变），有无其他禁忌证；操作环境清洁及温湿度适宜 | 少一项-2 | 14 | |
| | 物品：罐具、止血钳、95%酒精棉球、打火机、治疗巾或毛巾 | 少一项-2 | 10 | |
| | 施术者：仪容仪表整洁规范、指甲短、手部无饰物，洗手 | 少一项-2 | 10 | |
| 操作流程（56分） | 协助受术者取舒适体位，充分暴露拔罐部位，注意保暖 | 少一项-2 | 6 | |
| | 清洁皮肤（可用洁净纸巾或毛巾擦拭） | 未观察皮肤-6 | 6 | |
| | 检查罐口有无缺损裂缝 | 未观察罐具-2分 | 2 | |
| | 考核示例：背部足太阳膀胱经拔罐 | 定位不准确扣分 | 8 | |
| | 拔罐：①用止血钳夹95%酒精棉球1个，然后用打火机将酒精棉球点燃；②一只手持火罐，另一只手持住夹点燃酒精棉球的止血钳，深入罐内中下段，绕1~2周后迅速抽出，立即将罐口扣在选定部位（穴位）上不动；③略上提罐具确保吸牢；④正确熄灭火焰；⑤一般留罐10分钟左右，盖好毛巾保暖 | 错漏一个步骤-2分，罐体吸附不牢-2分。 | 10 | |
| | 走罐：①予需走罐部位涂抹适量润滑油；②用罐吸拔（吸力合适）；③一只手固定走罐处的皮肤，另一只手握住罐体，略用力将罐沿着一定路线反复推拉，至走罐部位皮肤出现潮红或紫红色为度，推罐时应用力均匀，以防止罐具漏气脱落；④走罐时间一般为5~10分钟，或根据潮红程度适当调整时间；⑤根据不同部位选用不同型号的罐 | 错漏一个步骤-2分 | 10 | |
| | 拔罐毕，起罐，一只手扶住罐体，另一只手拇指按压罐口皮肤，使空气进入罐内，顺利起罐 | 少一项-1 | 2 | |
| | 协助受术者更衣，询问受术者感受，收拾罐具 | 少一项-2 | 6 | |
| | 向受术者交代有关注意事项（拔罐后饮温水1杯，注意保暖，4小时后方可洗澡，避免直接吹空调、风扇等） | 少一项-2 | 6 | |
| 技能熟练（10分） | 心理素质好，动作稳重、轻巧，操作正确，熟练体现人性化关怀，目标达到 | 一项达不到-2 | 10 | |

## （四）刮痧

刮痧的中医养生保健技术操作考核评分标准见表4-4。

**表4-4　中医养生保健技术操作考核评分标准——刮痧**

姓名：　　　　　　考号：　　　　　　得分：

| 项目 | 要求 | 扣分标准 | 分值 | 得分/说明 |
|---|---|---|---|---|
| 操作前准备（32分） | 评估：确认受术者身体状态（有无过饥、过饱、过度疲乏、凝血异常病史、皮肤病变），有无其他禁忌证；操作环境清洁及温湿度适宜 | 少一项 -2 | 14 | |
| | 物品：刮具、精油或其他刮痧介质、擦手纸、治疗巾或毛巾 | 少一项 -2 | 8 | |
| | 施术者：仪容仪表整洁规范、指甲短、手部无饰物，洗手 | 少一项 -2 | 10 | |
| 操作流程（58分） | 协助受术者取舒适体位，充分暴露刮痧部位，注意保暖 | 少一项 -2 | 6 | |
| | 清洁皮肤（可用洁净纸巾或毛巾擦拭） | 未观察皮肤 -6 | 6 | |
| | 考核示例：刮肩背部足太阳膀胱经 | 定位不准确扣分 | 10 | |
| | 刮治：根据病情选择刮治方向，力量均匀，刮至局部皮肤发红或出现红紫色痧点，刮治过程中询问受术者感受（口述），刮治时间合理 | 刮治方向不一致 -5分；未询问受术者感受 -5分；刮治时间过长或过短 -5分 | 20 | |
| | 帮助受术者擦干局部精油，协助受术者更衣，询问受术者感受，收拾清洁刮痧板 | 少一项 -2 | 8 | |
| | 向受术者交代有关注意事项（刮痧后饮温水1杯，注意保暖，4小时后方可洗澡，避免直接吹空调、风扇等） | 少一项 -2 | 8 | |
| 技能熟练（10分） | 心理素质好，动作稳重、轻巧，操作正确，熟练体现人性化关怀，目标达到 | 一项达不到 -2 | 10 | |

## 七、中医养生保健技术操作注意事项

（1）进行拔罐、刮痧、推拿等操作时，应注意保护受术者的隐私。

（2）艾条插入灭火器具中，熄灭艾火。

（3）及时清理艾灸盒艾灰，将艾灸盒置于通风干燥处。

（4）用酒精灯帽盖回酒精灯以灭火，禁止口吹酒精灯灭火。

（5）非一次性使用器具和物品做到"一人一用一消毒"。

（6）火罐、刮痧板清洗消毒流程：①使用后的火罐、刮痧板应先置于流动水下冲洗，有油渍的需清洗干净；②用医用酶洗液浸泡 10~20 分钟；③浸泡后的火罐、刮痧板用毛刷刷洗、清水冲洗；④将清洗后的火罐、刮痧板完全浸泡于有效氯 500 毫克/升的含氯消毒液中，加盖，浸泡 30 分钟；⑤将消毒后的火罐、刮痧板再用清水冲洗干净，干燥保存备用。

# 第五章 中医药膳食养学

## 一、中医药膳食养学的概念和内容

### （一）中医药膳食养学的基本概念

中医药膳食养学是在中医药理论指导下，研究中医药膳及饮食养生的起源与发展、基本理论、开发及应用的一门学科。它是经过前人长期的生活和医疗实践，历经几千年逐渐积累而发展起来的，用饮食和药膳调养生命、维护健康的行为。近年来，它又结合烹饪学、营养学、食品卫生学等相关学科理论，逐渐形成和确立为一门相对独立的中医药学分支学科。在世界饮食养生文化中，中医药膳食养学独具特色。加强对中医药膳食养学的研究，有利于推广和传播中华民族的养生文化，为人类的保健做出更大贡献。

### （二）药、食及药膳的基本概念

药食同源，药与食在历代文献中是同载的。药食分离是根据其特点，将治疗作用较强的动植物称为药物，而将以营养作用为主的动植物称为食物。现代药膳所用的药物主要依据国家卫生健康委员会发布的《卫生部关于进一步规范保健食品原料管理的通知》（卫法监发〔2002〕51号）、《关于当归等6种新增按照传统既是食品又是中药材的物质公告》（2019年第8号）及《关于对党参等9种物质开展按照传统既是食品又是中药材的物质管理试点工作的通知》（国卫食品函〔2019〕311号）等有关文件，共计102种。

药膳是在中医药理论指导下将药物与食物进行合理地配伍，采用传统或现代加工技术制作而成的，具有独特色、香、味、形、效的食品。它不仅能果腹充饥，满足人们对美味食品的追求，同时还具有增强体质、调节功能、养生防病、辅助治疗和促进康复等功效。

## 二、中医药膳食养学的基础理论

中医药膳食养学是中医养生乃至中医理论体系的重要组成部分，是以中国古代哲学思想阴阳学说、五行学说为哲学基础，以藏象、精气血津液、经络等中医基础理论为核心，以整体观念为指导思想，强调辨质施养，重视药食性能、药食配伍、药食宜忌的统一。在以固护正气，防养为主为原则指导的长期实践下，形成了中医药膳食养学独特的理论体系，指导人们维护健康、预防疾病、益寿延年。

## （一）四性

四性指寒、热、温、凉四种性质，又称四气。其中寒凉和热温有程度上的差异，温次于热，凉次于寒，另外介于四者之间无明显偏颇的一类为平性，尤以食物为多见。《素问·至真要大论》中说"寒者热之""热者寒之"，不仅是药道，亦是膳法。例如，寒凉性食物具有清热解毒、凉血泻火等功效，故常用于热性病证，以护阴液，减轻、消除热性症状。如生梨煮水，是以梨的清润作用治疗肺热咳嗽。温热性食物具有温经散寒、活血通络等功效，故常用于寒性病证，以扶阳气，减轻、消除寒性症状。如四肢不温可食生姜炖羊肉，生姜和羊肉皆以温热作用养护机体的阳气。

### 1. 寒凉药食

偏于寒凉的药食，如藕、鸭梨、荸荠、西瓜、萝卜、冬瓜、金银花、菊花等，大多具有滋阴、清热、解毒、泻火、凉血、生津、潜阳等功效，适用于热性体质或偏于热性的病证。

### 2. 温热药食

偏于温热的药食，如羊肉、狗肉、姜、小茴香、肉桂、蒜等，大多具有温经、散寒、助阳、活血、通络等功效，适用于寒性体质或偏于寒性的病证。

### 3. 平性药食

平性药食，如海参、芡实、山药、木耳、土豆、菠菜、甘草、枸杞子等，作用缓和，无明显偏颇及副作用，应用范围较广，任何体质及病证都可应用。

## （二）五味

五味指辛、甘（淡）、酸（涩）、苦、咸五种滋味。依据人们对药食的品尝感受，确定了最初的五味，如甘草之甜、黄连之苦等，再通过将滋味与药食的作用加以联系，用以归纳药食的不同作用、适应证及五味的效用。

《素问·藏气法时论》曰："辛酸甘苦咸，各有所利，或散或收，或缓或急，或坚或软，四时五藏，病随五味所宜也。"一般认为，辛味能宣、能散、能行气血；

甘味能补益、和中、缓急、调和药性；酸味可收敛、固涩；苦味能泻、能燥、能坚；咸味能软坚、散结、泻下。五味不同，食药的功效不同。

### 1. 甘味药食

甘味药食具有和中补虚、缓急止痛、健脾养胃等功效，用于预防和治疗脾胃虚弱、气血不足、运化无力等。如山药味甘，有健脾补气之用，薯蓣丸用以补中益气。

### 2. 咸味药食

咸味药食具有泻下、软坚、散结等功效，用于治疗积聚、便秘等。如海藻味咸，既为药，又为食，用以软坚散结。

### 3. 酸味药食

酸味药食具有收敛固涩、生津止泻等功效，用于治疗久泻久痢、遗精、带下过多等滑脱之症。如乌梅既可敛肺止咳，亦能涩肠止泻。

### 4. 辛味药食

辛味药食具有发散、行气、活血等功效，多用于治疗表证、气滞血瘀、痰湿内停等。如味辛的葱、姜，煮水可用于散寒解表。

### 5. 苦味药食

苦味药食具有清热燥湿、泻下降火等功效，用于治疗热性病证、喘逆、大便秘结等。如苦瓜清热降火，莲子心清心除烦。

### 6. 淡味药食

由于淡味无特殊滋味，一般将它和甘味并列，将"淡"附于"甘"，淡味药食有渗湿利尿等功效。如玉米须、冬瓜可利水消肿。

此外，果蔬药食中还常有特殊的芳香味，如柑橘、苹果、芫荽、茴香等。这类芳香食物常有醒脾开胃、行气化湿、开窍醒神等功效。

《素问·生气通天论》曰："味过于酸，肝气以津，脾气乃绝。味过于咸，大骨气劳，短肌，心气抑。味过于甘，心气喘满，色黑，肾气不衡。味过于苦，脾气不濡，胃气乃厚。味过于辛，筋脉沮弛，精神乃央。是故谨和五味，骨正筋柔，气血以流，腠理以密，如是则骨气以精。谨道如法，长有天命。"强调膳食中五味的适度均衡。

## （三）升降浮沉

升降浮沉是指药食进入人体后的作用趋向。由于病证不同，病位、症状有异，常表现出向上（如呕吐、咳喘等）、向下（如泻下、崩漏、脱肛），或向外（如自汗、盗汗）、向内（如表证入里不解）等病势趋向；病位也有表里内外及上中下的不同。因此，通过利用药食自身的升降浮沉作用趋向，可以帮助纠正机体功能失调，使其恢复正常或因势利导，助邪外出。

升，指药食具有上升作用及作用于人体上部的功效趋向。降，指药食具有下行作用及作用于人体下部的功效趋向。浮，指药食具有向表浅部位发散的功效趋向。沉，指药食具有向内镇敛或向下导泄的功效趋向。

升浮，指质地轻薄、气味芳香的药食具有向上、向外的功效趋向，常性属温热，具有升阳发表、祛风散寒、开窍爽神等功效。如薄荷、葱白气味芳香，可以疏风解表；茉莉花、玫瑰花可以行气解郁。

沉降，指质地偏实、气味醇厚的药食具有向下、向内的功效趋向，常性属寒凉，具有清热、泻下、止咳平喘、利尿渗湿、消积导滞、重镇安神的功效。如甘蔗清热生津，治肺燥干咳、热病口渴。

## （四）归经

归经指某种药食对人体相关脏腑、经络、部位等的重点选择性及倾向性。药食的归经与五味有一定联系。《素问·至真要大论》曰："夫五味入胃，各归所喜，故酸先入肝，苦先入心，甘先入脾，辛先入肺、咸先入肾。"但也不尽然，如莲子和莲心，前者味甘补心，后者味苦清心，但同归于心经；又如冬瓜和西瓜虽同为凉性食物，但前者渗湿利水，归于膀胱经；后者善于清泻胃火，归于胃经。

归经与药食的功效明显相关，如胡萝卜、龙眼、黑芝麻归肝经，可补肝明目；莲子、百合、酸枣仁归心经，可养心安神；小麦、粳米、大枣、猪肉归脾经，可滋补脾土。

归经理论揭示了药食对脏腑及部位选择的倾向性，对于施膳具有重要指导意义。人体是复杂的，病证是多变的，一种病证不只涉及一个脏腑，还会随着疾病的变化牵涉多个脏腑。因此，在实际运用中需根据病证情况进行关联性选择，而不局限于某一归经之中。

## （五）毒性

毒性是指药食对人体的损伤或危害作用，是明确诊断后施膳选择时需要特别注意的。药膳食养常需要一个长期的服用过程，故在运用时必须充分认识药食的毒性大小、产生原因及解毒方法。一般来说，药膳终究属于膳食范畴，所选原料还应尽量避免毒性较强的药食，以避免用膳者有畏怯心理，增强其对药膳的良好印象，通过较长时间的服食而达到调理的目的。

## 三、中医药膳食养学的基本配伍理论

药膳食养方的配伍，是指在对机体状态清晰认识的前提下运用中医基础理论和药食理论，将多种原料按一定原则配合运用以达到增强效能，减少峻性、毒性等目的。在辨质、辨证准确的基础上，合理配方用膳才能达到预期的效果。

### （一）配伍组方原则

在辨质、辨证的前提下，为达增效目的，可对膳方原料进行一定的配伍，从而增强药膳食养的疗效，减少毒副作用。同时发挥各味原料所长，进行有机组合，而不是简单的原料叠加。药膳作为特殊膳食，与中药方剂相比有差异：第一，多数情况下，药膳和日常膳食更为相似，即需与传统烹饪食材相配，因而与方剂用药组方不同；其二，除酒剂和少数膳方配伍药物味数多外，多数膳方味少而量大，且其配伍也不如方药繁复。

### （二）膳方禁忌

不同药食均有各自的特性或偏性，因此辨质施膳需遵循配伍原则，恰当选择，若仅是简单堆砌或滥用，不但无济于养生，甚至会产生不良后果。不相宜配伍使用的药食应禁之忌之。因此，药膳食养应对各类药食禁忌及不同状态、不同疾病等的药膳食养禁忌加以重视。

## 四、"桂十味"和区域特色药材介绍及药膳示例

广西药材资源丰富，道地药材很多，有"天然药库""生物资源基因库""中药材之乡"的美称，中药材品种达到 7506 种，其中道地药材以"桂十味"最为有名。

2020 年，为促进区域中药产业发展，广西壮族自治区中医药管理局公布了"桂十味"道地药材和区域特色药材品种。"桂十味"为肉桂（含桂枝）、罗汉果、八角、广西莪术（含桂郁金）、龙眼肉（桂圆）、山豆根、鸡血藤、鸡骨草、两面针和广地龙十味药材；区域特色药材包括穿心莲、肿节风（草珊瑚）、青蒿、粉葛、五指毛桃、山银花、砂仁、槐米、广金钱草、田七、天冬、钩藤、合浦珍珠、橘红、厚朴、灵芝、何首乌、铁皮石斛、金花茶、绞股蓝、杜仲、扶芳藤、金樱子（根）、功劳木、百部、滑石粉、广山药、茉莉花、姜黄、益智仁、蛤蚧等。

本章选取"桂十味"和区域特色药材中适合药食两用的药材做简单介绍并列举常用药膳。药膳应在正确的体质辨识基础上使用。

## （一）肉桂

肉桂是樟科植物肉桂（*Cinnamomum cassia* Presl）的干燥树皮。其性大热，味辛、甘，归肾、脾、心、肝经，具有补火助阳、引火归原、散寒止痛、活血通脉的功效。

### 1. 肉桂粥

制法及用法：粳米适量，淘洗干净，浸泡半小时后捞出，沥干水分备用。将肉桂擦洗干净，打碎。取锅加入冷水、肉桂，煮沸后约 20 分钟，滤取浓汁。将锅洗净，放入冷水、粳米，先用旺火煮沸，然后改用小火熬煮至粥将成。加入肉桂浓汁，继续煮至粥成，再加入红糖调味后食用。

功效：温阳补气。适用于畏寒肢冷、阳虚体质的人群。

### 2. 肉桂羊肉汤

制法及用法：准备肉桂 6 克，羊肉 500 克，料酒、盐、葱段、姜片、白糖适量。将羊肉洗净，下沸水锅焯水，捞出洗净切块。将肉桂洗净，放入纱布袋内扎口。锅内加入适量清水，放入羊肉、药袋、料酒、白糖、葱段和姜片，先用旺火煮沸，然后改用小火烧煮至羊肉熟烂，拣去药袋，加入盐调味即可食用。食肉喝汤，每日 1 次。

功效：温中健胃、暖腰膝。适用于腹冷胀气、腰膝冷痛的人群。

### 3. 肉桂姜糖饮

制法及用法：准备肉桂棒 1 支，老姜 1 块，红糖少许。水煮 15 分钟或用焖烧杯焖泡 10~20 分钟即可饮用。

功效：暖腰膝，治腹冷痛。适用于肾阳虚的人群，经期妇女亦适用。

## （二）桂枝

桂枝是樟科植物肉桂（*Cinnamomum cassia* Presl）的干燥嫩枝。其性温，味辛、甘，归心、肺、膀胱经，具有发汗解肌、温通经脉、助阳化气、平冲降气的功效。

### 1. 桂枝苓甘五味粥

制法及用法：准备桂枝5克，茯苓10克，甘草5克，干姜10克，红糖5~10克，粳米100克。先煎茯苓、甘草、桂枝、干姜，去渣取汁，再与粳米同煮粥，调入红糖后食用。每日2次，早晚分食。

功效：散寒涤饮，降逆平喘。适用于胸脘胀满，痰多清稀的人群。

### 2. 桂枝大枣炖牛肉

制法及用法：准备桂枝10克，大枣10颗，牛肉100克，胡萝卜200克，葱、姜、盐等调料适量。所有食材洗净切块，放入炖锅内，加入水1000毫升，先用旺火煮沸，然后改用小火炖煮1小时即可食用。食肉喝汤，每日1次。

功效：祛寒补血。适用于血气不足、虚寒的人群。

### 3. 桂枝大枣茶

制法及用法：准备桂枝10克，枣干15克，山楂15克，红糖30克。将桂枝、枣干、山楂水煎20分钟取汁，加红糖煮沸后代茶趁热饮服。

功效：温经散寒，活血止痛。适用于经前或经期小腹疼痛，得热痛减，经行量少的女性。

## （三）罗汉果

罗汉果是葫芦科植物罗汉果 [*Siraitia grosvenorii*（Swingle）C. Jeffrey ex A. M. Lu et Z. Y. Zhang] 的干燥果实。其性凉，味甘，归肺、大肠经，具有清热润肺、利咽开音、滑肠通便的功效。

### 1. 罗汉果猪肺汤

制法及用法：准备罗汉果1个，清洗干净，切开取一小块；猪肺250克，清洗干净，切成小块，用开水焯一下，挤出里面的气泡，备用。将处理过的猪肺和罗汉果一起放入汤盅，倒入适量的清水，一起上笼慢火炖煮1~2小时成汤。食用时调入适量盐即可，每日 1 次。

功效：滋补肺阴，清咽利膈。适用于肺阴不足导致的咽喉不利，适合夏天食用。

### 2. 罗汉果炖鸡汤

制法及用法：准备罗汉果半个或 1/4 个，葱段、姜片、百合适量，鸡 1 只。将鸡斩块，焯水 1~2 分钟，捞出备用。炖煲加入适量清水，放入所有食材，先用旺火煮沸，然后改用小火煮 2 小时，出锅前调入适量盐即可食用。食肉喝汤，每日 1 次。

功效：清热润肺，化痰止咳，益肝健脾。适用于脾胃虚弱、痰黄黏稠的人群。

### 3. 罗汉果炖雪梨

制法及用法：罗汉果洗净掰开，取适量。雪梨去皮切小块，与罗汉果一同放入炖盅，隔水先用旺火煮沸，然后改用小火炖 20 分钟即可食用。

功效：生津润燥，清热化痰。适合秋天食用，以去秋燥。

## （四）八角

八角（茴香八角）是木兰科植物八角茴香（*Illicium verum* Hook. f.）的干燥成熟果实。其性温，味辛，归肝、肾、脾、胃经，具有温阳散寒、理气止痛的功效。八角在烹饪中的应用为百姓所熟知，它能在食材的处理和烹饪的过程中起到除腥、去膻、解腻、增香的作用。

### 1. 黄芪八角鱼丝

制法及用法：准备草鱼 400 克，黄芪 15 克，八角 5 克，韭黄 200 克。黄芪、八角煎汁备用。草鱼去骨、皮，切丝去腥味后加少许黄芪八角汁略腌。韭黄略煸炒。草鱼丝上浆，下热油锅滑炒，再加入煸炒过的韭黄及盐、白糖等调料略翻炒即可盛盘食用。

功效：益气温中。黄芪、八角、韭黄均为温热之物，草鱼性凉而滋阴，温凉搭配，阴阳双补，具有增强免疫力和预防疾病的功效。

### 2. 八角拌芹菜腐竹

制法及用法：准备八角 5 克，芹菜 200 克，腐竹 50 克，盐 2 克，味精 1 克，米醋、香油适量。八角研粉备用。芹菜切段，放入沸水中焯一下。腐竹泡发，切段。在盘中放入腐竹、八角粉、盐、味精、米醋、香油，搅拌均匀即可食用。

功效：生津开胃。可预防高血压、高脂血症等。

### 3. 参苗鸡

制法及用法：准备草鸡 200 克，党参 6 克（或人参 3 克），八角 3 克。党参（或人参）另煎取汁备用。草鸡洗净，切块焯水。取锅烧油，加入八角煸香，下入鸡块翻炒 3 分钟，加水烧至近熟，加入党参（或人参）汁略煮后调入盐即可食用。食肉喝汤，每日 1 次。

功效：益气健脾，温胃驱寒。适用于体虚人群。

## （五）龙眼肉（桂圆）

龙眼肉为无患子科植物龙眼（*Dimocarpus longan* Lour.）的假种皮干燥品，多为药用。桂圆通常指龙眼果实烘成的干果，多用于日常食用。其性温，味甘，归心、脾经，具有补益心脾、养血安神的功效。

### 1. 桂圆莲子粥

制法及用法：准备龙眼肉 10 克，莲子 15 克，糯米 60 克。先将莲子和糯米洗净，浸泡 15 分钟。之后将莲子与糯米加 600 毫升水中，先用旺火煮沸，然后改用小火煮至米烂，加入龙眼肉再熬煮 15 分钟即可食用。每日 2 次，早晚分食。

功效：补心脾，益气血。适用于血气不足、心悸失眠、神疲乏力、精神不振的人群。

### 2. 桂圆炖猪蹄

制法及用法：准备猪前蹄 500 克，龙眼肉 20 颗，大枣 10 颗，姜 15 克，黄酒 700 毫升，盐、酱油适量。猪蹄剁块，放入冷水中煮沸，3 分钟后捞起过冷水后沥干水备用。起热油锅下入猪蹄爆炒 5 分钟，倒入黄酒煮沸。另炖锅中放入龙眼肉和大枣，倒入猪蹄和黄酒，放入姜块，先用旺火煮沸，然后改用小火慢炖至猪蹄烂熟，起锅前放入盐、酱油，大火收汁即可盛盘食用。

功效：益气补虚。适用于气血亏虚人群。

### 3. 桂圆银耳羹

制法及用法：准备银耳 10 克，龙眼肉 10 克，大枣 5 颗，冰糖少许。用温水将银耳发开切碎，龙眼肉及大枣洗净切碎，加冰糖少许，放碗中入蒸锅蒸 1 小时后即可食用。

功效：补益心脾，益气安神。适用于心脾不足、阴血亏虚症见咳嗽、烦渴、自汗、盗汗、夜寐不佳的人群。常服亦能美容养颜。

### （六）鸡血藤

鸡血藤是豆科植物密花豆（*Spatholobus suberectus* Dunn）的干燥藤茎。其性温，味苦、甘，归肝、肾经，具有活血补血、调经止痛、舒筋活络的功效。

#### 1. 鸡血藤乌骨鸡汤

制法及用法：准备乌骨鸡 600 克，鸡血藤 30 克，枣干 40 克，姜 5 克，盐 4 克。鸡血藤、姜、枣干洗净。乌骨鸡洗净，斩块，入沸水中煮 5 分钟，取出过冷水。把各种材料放入锅内，加适量水，猛火煲至沸腾，改慢火煲 2 小时，加盐调味即可食肉喝汤。每日 1 次。

功效：养血调经。适用于气血两虚的人群。

#### 2. 鸡血藤煲鸡蛋

制法及用法：准备鸡蛋 2~3 个，鸡血藤 30 克，白糖 15 克。将鸡血藤入砂锅中煎煮 30 分钟取汁备用。鸡蛋放入锅中，加适量清水煮熟后剥去外壳，再放入留有鸡血藤汁的砂锅中煮沸后转慢火煲煮，煮成一碗汤后加入白糖调味即可食用。

功效：活血补血，舒筋活络。适用于月经不调、闭经、贫血、腰膝酸痛的女性。

#### 3. 鸡血藤炖猪脊骨

制法及用法：准备鸡血藤 300 克，猪脊骨 150 克。先将鸡血藤入热水浸泡、搅拌，使胶质加速溶出，再将渣捞出，放入另一口锅中煎煮，以使剩余胶质溶出。然后将两次胶质混合煮沸成膏，置于冰箱备用。每次取鸡血藤膏适量，和猪脊骨一起放入汤锅中慢火炖煮 1 小时以上，用盐调味即可食用。食肉喝汤，每日 1 次。

功效：活血调经，滋阴补血通络。适用于气滞血瘀的人群。

### （七）鸡骨草

鸡骨草是豆科植物广州相思子（*Abrus cantoniensis* Hance）的干燥全株。其性凉，味甘、微苦，归肝、胃经，具有利湿退黄、清热解毒、疏肝止痛的功效。

### 1. 鸡骨草炖猪横脷

制法及用法：准备鸡骨草 10 克，蜜枣 2 颗，猪横脷 100 克，生姜 1 片。将猪横脷洗净切块，鸡骨草拣去杂质洗净，与生姜、蜜枣一起放入炖盅内，加清水 250 毫升，隔水炖 2 小时，调入适量盐即可食用。食猪横脷喝汤，每日 1 次。

功效：清肝热，健脾胃。适用于肝火盛、胃口差、口干咽苦、湿热腹痛、烦躁易怒的人群。

### 2. 鸡骨草炖老鸭

制法及用法：准备鸡骨草 60 克，薏米 60 克，冬瓜 150 克，茯苓 30 克，老鸭 1 只。把鸡骨草清洗干净，和焯过水的老鸭肉块、薏米、茯苓等食材放入砂锅中，小火炖 100 分钟，然后再放入冬瓜煮 10 分钟，最后加入适量盐调味即可食用。食肉喝汤，每日 1 次。

功效：补中益气，清热利湿，养肝护肝。适用于久患肝病、体质虚弱的人群。

### 3. 瘦肉鸡骨草煲蜜枣汤

制法及用法：准备鸡骨草 100 克，蜜枣 6 颗，陈皮 1 片，猪瘦肉 300 克。先将鸡骨草、陈皮用清水浸洗干净，连同已经洗干净的蜜枣、猪瘦肉放入煲内，加入适量清水，先用旺火煮沸，然后改用小火继续煲 90 分钟左右，酌情加盐调味即可食用。食肉喝汤，每日 1 次。

功效：清利湿热，消炎解毒，益血养肝。适用于口苦、烦热、小便赤黄的人群。

## （八）广西莪术

广西莪术是姜科植物广西莪术（*Curcuma kwangsiensis* S. G. Lee et C. F. Liang）的干燥根状茎。其性温，味辛、苦，归肝、脾经，具有行气破血、消积止痛的功效。

### 1. 莪术猪心汤

制法及用法：准备鲜莪术块根 25 克，猪心 1 具，调料适量。将鲜莪术块根洗净、切片；猪心冲洗干净，然后切成两半放入沸水中焯烫备用。将所有材料放入锅中，加入适量清水和调料，用大火煮沸后，转小火将猪心煮烂，出锅前加盐调味即可食用。食肉喝汤，每日 1 次，连服数日。

功效：消积导滞。适用于常饮食积滞的人群。

### 2. 化积兔肉煲

制法及用法：准备莪术 5 克，三棱 6 克，枸杞子 15 克，黑木耳 30 克，香菇 40 克，兔肉 250 克。先把黑木耳、香菇用温水泡发、洗净，除去杂质。兔肉切块后放锅中煮沸，去浮沫。莪术、三棱用纱布包成药包。枸杞子用温水浸泡 15 分钟。在砂锅中放入药包、兔肉块、香菇、黑木耳、适量开水、料酒、胡椒等，中火煲 1 小时，捞去药包，加入枸杞子，再煲 15 分钟，加盐调味即可食用。

功效：补益肝肾，化瘀散积。此汤营养丰富，消补并重，故能消而不伐，补而不滞，适用于气滞血瘀、月经失调的女性。

## （九）桂郁金

桂郁金是姜科植物广西莪术（*Curcuma kwangsiensis* S. G. Lee et C. F. Liang）的干燥块根。其性寒，味辛、苦，归肝、心、肺经，具有活血止痛、行气解郁、清心凉血、利胆退黄的功效。

### 1. 郁金瘦肉汤

制法及用法：准备桂郁金 15 克，田七花 12 克，水煎，过滤留汁。加入猪瘦肉 90 克、党参 18 克，小火煮至肉熟烂，再酌情加入葱、姜、盐即可食用。食肉喝汤，每日 1 次。

功效：健脾利湿，疏肝利胆。适用于脾虚肝郁的人群。

### 2. 郁金车前草煮水鸭

制法及用法：准备洗净水鸭 1 只，桂郁金 10 克，车前草 20 克。将桂郁金和车前草用纱布包好装入鸭腹，在炖锅中加入适量姜、葱、绍酒、盐、水，大火煮沸，再改用小火炖煮 1 小时即可食用。食肉喝汤，每日 1 次。

功效：疏肝解郁，利水消肿。适用于气机不畅、水液不行的人群。

### 3. 郁金田七蒸乌骨鸡

制法及用法：准备桂郁金 9 克，田七 6 克，乌骨鸡 1 只，绍酒、姜、葱、盐适量。田七切成小颗粒。桂郁金洗净，润透，切成片。乌骨鸡宰杀后去毛、内脏和爪，放入蒸盆内，加入姜、葱，在鸡身上抹匀绍酒、盐。将田七、桂郁金放入鸡腹内，加入清水 1000 毫升，用大火隔水蒸 50 分钟即可食用。食肉喝汤，每日 1 次。

功效：补气血，祛瘀血。适用于气滞血瘀的人群。

## （十）青蒿

青蒿是菊科植物黄花蒿（*Artemisia annua* L.）的干燥地上部分。其性寒，味苦、辛，归肝、胆经，具有清虚热、除骨蒸、解暑热、截疟、退黄的功效。

### 1. 青蒿粥

制法及用法：准备鲜青蒿 100 克或干青蒿 30 克，粳米 50 克，白糖适量。先将鲜青蒿洗净，绞烂取药汁 30~60 毫升。煮粳米粥，粥熟后倒入青蒿汁。干青蒿要先煎汁、用汁煮粳米。加白糖搅拌，再煮沸即可服食。每日 1 次。

功效：滋阴清热解暑。适用于阴虚发热症见手足心发热、盗汗人群，或暑天外感热邪症见鼻咽烘热，或夏季午后自觉烘热不适的人群。

### 2. 杞子青蒿蒸甲鱼

制法及用法：准备甲鱼 1 只（500 克左右），枸杞子 30 克，地骨皮 30 克，青蒿 9 克，葱、姜、酒、冰糖适量。先将甲鱼去内脏洗净，再将枸杞子、葱、姜、酒、冰糖放入甲鱼腹中。用青蒿、地骨皮煎取汤汁，同处理好的甲鱼入汤盅，上锅蒸煮 1 小时后调味即可食肉喝汤。

功效：滋阴清热。适用于阴虚质人群。

### 3. 青蒿绿豆粥

制法及用法：准备青蒿 5 克，西瓜翠衣 60 克，鲜荷叶 10 克，绿豆 30 克，赤茯苓 12 克。将青蒿、西瓜翠衣、赤茯苓共煎取汁去渣，青蒿亦可鲜品绞汁；将绿豆淘洗净后与荷叶同煮为粥。待粥成时，将上三味药汁兑入，稍煮即可食用。每日 1 次，每次 1 碗。

功效：清泄伏暑。适用于夏暑季节症见口渴心烦、脘痞、身热午后较重、苔黄腻的人群。

## （十一）粉葛

粉葛是豆科植物甘葛藤（*Pueraria thomsonii* Benth.）的干燥根。其性凉，味甘、辛，具有解肌退热、生津止渴、升阳止泻、通经活络、解酒毒的功效。本品为中药葛根的来源之一。

### 1. 粉葛山楂炖牛肉

制法及用法：准备粉葛 100 克，山楂 5 克，牛肉 100 克，料酒 10 克，盐 5 克，白萝卜 200 克，姜 5 克。粉葛洗净，切片。山楂切片。牛肉洗净，切成 3 厘米见方的块。白萝卜洗净，切成 3 厘米见方的块。姜拍松。把粉葛、山楂、牛肉、料酒、白萝卜放入炖锅内，加水 800 毫升，用武火烧沸，再用文火炖 1 小时，调入盐即可食用。

功效：益气健脾，生津养胃。适用于脾胃虚弱、中气不足的人群。

### 2. 党参粉葛蒸鳗鱼

制法及用法：准备党参 15 克，粉葛 15 克，鳗鱼 1 条（500 克），料酒 10 克，葱 10 克，姜 5 克，盐 5 克，酱油 10 克，味精 3 克。将鳗鱼洗净，去内脏。党参、粉葛切薄片，葱切段，姜切片。把鳗鱼放在蒸盆内，加入盐、葱、姜、料酒、酱油，拌匀腌渍 30 分钟，放入党参、粉葛，加入上汤 300 毫升。将蒸盆置于蒸笼内，用武火汽蒸 25 分钟即可食用。

功效：滋阴补气。适用于气阴两虚的人群。

### 3. 粉葛桂枝薏米粥

制法及用法：准备粉葛 30 克，桂枝 9 克，薏苡仁 30 克，粳米 60 克，盐适量。先将粉葛、桂枝水煎取药汁，再将薏苡仁、粳米淘洗干净，放入药汁中熬至米烂粥熟，加盐调味即可食用。

功效：温经散寒、舒筋通络。适用于颈肩背部劳损、感受风寒人群的日常调养。

## （十二）五指毛桃

五指毛桃是桑科植物粗叶榕（*Ficus hirta* Vahl）的干燥根。其性平，味甘，归脾、肺、胃、大肠、肝经，具有健脾益气、行气利湿、舒筋活络的功效。

### 1. 五指毛桃猪骨汤

制法及用法：准备五指毛桃 50 克，土茯苓 20 克，猪脊骨 500 克，盐适量。将五指毛桃、土茯苓洗净，浸泡 15 分钟。猪脊骨斩块，洗净，焯水捞起。炖锅中加入清水煮沸，放入所有材料，用武火煮 20 分钟，转文火煲 1.5 小时，加盐调味即可食用。

功效：健脾益气，行气利湿。适用于夏季脾肺气虚、湿盛的人群。

### 2. 五指毛桃炖鸡汤

制法及用法：准备母鸡半只，五指毛桃适量，蜜枣适量，猪瘦肉 1 小块。将母鸡洗净后斩块。五指毛桃洗净，姜切片。将鸡肉与猪瘦肉用沸水焯至断血水，用清水洗净沥干水。将所有食材放入炖盅内，慢火炖 3 小时，加盐调味即可食用。

功效：健脾开胃，益气生津，祛湿化滞。适用于气虚质人群，症见久咳、食欲不振、气血不足及产后少乳等。

### 3. 五指毛桃扁豆鲫鱼汤

制法及用法：准备五指毛桃 30 克，扁豆 30 克，鲫鱼 500 克，生姜数片。鲫鱼洗净去内脏后用小火煎至微黄，与其余洗净的材料一起放入锅中，大火烧开后转小火煮 1 小时，加盐调味即可食用。

功效：健脾祛湿，补气益中。适用于脾胃虚弱及年老体弱的人群。

## （十三）砂仁

砂仁是姜科植物阳春砂（*Amomum villosum* Lour.）、绿壳砂（*Amomum villosum* Lour. var. *xanthioides* T. L. Wu et Senjen）或海南砂（*Amomum longiligulare* T. L. Wu）的干燥成熟果实。其性温，味辛，归脾、胃、肾经，具有化湿开胃、温脾止泻、理气安胎的功效。

### 1. 砂仁焖排骨

制法及用法：准备猪排骨 500 克，砂仁干 15 克，大蒜（白皮）10 克，盐 6 克，白糖 3 克，酱油 15 克，香油 5 克，玉米淀粉 10 克，花生油 25 克，料酒 15 克。将排骨斩成小块，用腌料（盐、白糖、酱油、香油、玉米淀粉、花生油、料酒）腌 2 小时至入味。烧红油锅，爆香大蒜，放排骨一起爆炒。等排骨炒至 5 分熟，加入砂仁干继续爆炒。最后加适量水放入传统砂锅中焖煮 15~20 分钟至排骨酥软，即可上碟食用。

功效：温暖脾胃，补气养血。适用于脾胃虚弱的人群。

### 2. 砂仁蒸猪腰

制法及用法：准备砂仁 3 克，研末。猪肾 1 个，洗净切片，以砂仁拌匀，加油、盐少许调味，码盘上蒸笼，蒸熟即可食用。

功效：益气和中，补肾醒脾。是民间传统的保健食品，也可治疗小儿脾虚久泻。

### 3. 砂仁粥

制法及用法：准备砂仁末 2~3 克，大米 50~75 克。将大米淘洗后放入小锅内，加水适量，用常法煮粥，待粥将熟时调入砂仁末，稍煮即可食用。每日可作早餐、晚餐，温热服食。

功效：健脾胃，助消化。适用于食欲不振、消化不良的小儿。

## （十四）槐米

槐米是豆科植物槐（*Sophora japonica* L.）的花蕾。其性微寒，味苦，具有凉血止血、清肝泻火的功效。

### 1. 槐米饮

制法及用法：准备槐米 10 克，蜂蜜或白糖适量。将槐米倒入茶杯中，用开水沏泡，待温度适口，加蜂蜜或白糖调味即可饮用。每日 2 次。

功效：清肝降火。适用于肝火偏旺所致头痛目赤、血压升高等的人群。亦可作为冠心病、高血压患者的保健饮料。

### 2. 槐米马齿苋粥

制法及用法：准备槐米 30 克，鲜马齿苋 50 克，粳米 100 克，红糖 20 克。先将槐米焙干，研成极细末备用。将鲜马齿苋洗净，下入沸水锅中焯水，捞出，切成碎末备用。再将粳米淘洗干净，放入砂锅，加水适量，以武火煮沸，改用文火煨煮，粥将成时兑入槐米和马齿苋，继续煨煮至粥成，加红糖调味即可食用。每日 1 次，早晚分服，连服 2 周。

功效：清热凉血，清肝止血。适用于春夏季有出血倾向者的日常保健，如肝火内盛、迫血妄行所致便血、妇女崩漏下血、痔疮出血等的人群。

### 3. 槐米两地粥

制法及用法：准备槐米、生地、地骨皮各 10 克，粳米 60 克。先将生地、地骨皮、槐米洗净，放入砂锅，加水适量，煎煮 40 分钟，滤渣留汁。再下粳米煮至粥熟，加白糖调味即可食用。每日 1 次，分 2 次食用，连服 5~7 日。

功效：凉血清热，固经止血，益气养阴。适用于更年期妇女的日常保健，亦可用于阴虚热盛、迫血妄行所致面部烘热或潮热盗汗、月经过多、经色深红质稠、心烦口渴、尿短黄等症状的人群。

### （十五）田七（三七）

田七是五加科植物三七［*Panax notoginseng*（Burk.）F. H. Chen］的干燥根及根状茎。支根习称筋条，根状茎习称剪口。其性温，味甘、微苦，归肝、胃经，具有散瘀止血、消肿定痛的功效。

#### 1. 田七炖鸡

制法及用法：准备田七主根 15~20 克，鸡肉 1000 克，盐少许。田七用冷水浸泡半小时左右，洗净，敲成蚕豆大小，用纱布包好。在砂锅中加入鸡肉块、足量的水和田七布包，用文火炖 1~2 小时后调入少许盐即可食用。

功效：益气养血，强壮滋补。适用于血瘀体质症见血崩、盗汗、老年人头痛、腰背酸痛等的人群。

#### 2. 田七药酒

制法及用法：准备田七 100 克，白酒适量（50 度左右）。将田七和白酒一起放入玻璃或陶制容器中，浸泡 30 天以上即可服用。可直接用田七主根泡制，也可将其敲碎成黄豆大小泡制。每次饮用约 10 毫升，每日 1~2 次。

功效：消肿定痛，活血散瘀，舒筋止痛。适用于治疗瘀血疼痛、腰酸背痛、劳伤疼痛、跌打损伤、无名肿痛等。

#### 3. 田七阿胶粥

制法及用法：准备田七粉 5 克，阿胶（捣碎或打粉）10 克，大米 50 克，白糖适量。将大米洗净，加适量清水煮粥，煮 20 分钟后调入田七粉煮至粥熟，放入阿胶，待阿胶融化后调味即可服食。

功效：活血化瘀，养血止痛。适用于血瘀崩漏、下血有块、小腹刺痛等的女性。

### （十六）合浦珍珠

合浦珍珠特指珍珠贝科动物马氏珠母贝［*Pinctada martensii*（Dunker）］外套膜受刺激形成的珍珠。其性寒，味甘、咸，归心、肝经，具有安神定惊、明目消翳、解毒生肌、润肤祛斑的功效。

### 1. 珍珠菱角羹

制法及用法：准备菱角 100 克，珍珠粉 10 克，冰糖 25 克。菱角洗净，煮熟，去壳，剁碎。冰糖打碎成屑。将珍珠粉、冰糖、菱角同放入炖锅内，加清水 300 毫升，置于武火上煮沸，再用文火炖煮 25 分钟即可食用。每 2 日食用 1 次，单独食用，连服 1 个月。

功效：除烦止渴，润肤美容。适用于皮肤干燥不润者。

### 2. 珍珠炖竹荪

制法与用法：准备珍珠粉 3 克，竹荪 30 克，菜心 100 克，火腿肠 30 克，绍酒 10 克，盐 5 克，葱 10 克，胡椒粉 3 克，鸡油 25 克，姜 5 克，味精 3 克，鸡汤 800 毫升。竹荪用温水浸泡 30 分钟，洗净，切成 4 厘米长的段。火腿肠切成薄片。菜心洗净，煮熟。姜切片，葱切段。将珍珠粉、竹荪、火腿肠、绍酒、姜、葱同放入炖锅内，加入鸡油和鸡汤，置于武火上煮沸，再用文火炖煮 25 分钟，加入盐、味精、胡椒粉、熟菜心即可食用。每 2 日食用 1 次，佐餐食用或单食，连食 1 个月。

功效：补气血，润肌肤，美容颜。适用于皮肤干燥不润者。

## （十七）橘红

橘红是芸香科植物橘（*Citrus reticulata* Blanco）及其栽培变种的干燥外层果皮。其性温，味辛、苦，具有理气宽中、燥湿化痰的功效。

### 1. 橘红杏仁猪肺粥

制法与用法：准备橘红 10 克，杏仁 10 克，猪肺 90 克，粳米 60 克。将杏仁去皮尖，洗净。猪肺洗净，切块，放入锅内炒出水后再用清水漂洗。将洗净的粳米与杏仁、橘红、猪肺一起放入锅内，加适量清水，用文火煮成稀粥，调味即可食用。酌量食用，每日 1 次。

功效：宣肺降气，化痰止咳平喘。适用于有哮喘病史证属痰饮内盛者，症见咳嗽、痰多、呼吸不顺、胸脯满闷等。

### 2. 橘红膏

制法与用法：准备橘红、蜂蜜、冰糖适量。橘红切片，加足量水煮开。往橘红液中加入蜂蜜和冰糖，用文火慢慢熬煮成膏即可装瓶放入冰箱中贮藏。每次服用 1~2 汤匙量，每日 2~3 次。

功效：润肺化痰止咳。适用于久咳痰多的人群。

### 3. 橘红糕

制法与用法：准备橘红 10 克，米粉 500 克，白糖 200 克。橘红研末，与白糖和匀为馅。米粉以少许水湿润，以橘红为馅做成糕，放入蒸锅中蒸熟。冷后压实，切为夹心方块米糕。

功效：燥湿化痰，理气健脾。可作为脾虚痰盛人群的日常点心。

## （十八）灵芝

灵芝是多孔菌科真菌赤芝［*Ganoderma lucidum*（Leyss. Ex Fr.）Karst.］或紫芝（*Ganoderma sinense* Zhao，Xu et Zhang）的干燥子实体。其性平，味甘，归心、肺、肝、肾经，具有补气安神、止咳平喘的功效。

### 1. 灵芝猪心汤

制法及用法：准备猪心 1 个，灵芝 15 克。猪心洗净，剥除白色油脂。灵芝洗净，切碎，纳入猪心内。将猪心放入炖盅，加适量清水，置锅内用文火隔水炖 2 小时，调味即可食用。

功效：补养心血，宁心安神。适用于心血亏虚症见心悸心慌、烦躁易惊、失眠多梦的人群。

### 2. 灵芝猪蹄汤

制法及用法：准备灵芝孢子粉 6 克，猪蹄 2 只，生姜片、胡椒适量。将灵芝孢子粉浸泡；猪蹄去毛，洗净切块。将灵芝孢子粉和猪蹄放入砂锅内，加入生姜片和胡椒，炖至烂熟，加盐调味即可食用。

功效：补肺益肾，健脾安神。此汤既能抗衰老，又能柔嫩肌肤、减少皱纹、护肤美容。

### 3. 灵芝煲鸡汤

制法及用法：准备灵芝 30 克，鸡 1 只，山药 20 克，枸杞子 10 克，大枣 4 颗，龙眼肉 6 颗，清水 8 碗。鸡去皮，洗净焯水。灵芝用清水稍微冲洗，撕成小片。山药、枸杞子、大枣和龙眼肉洗净，大枣拍扁去核。炖锅中加入清水煮沸，放入所有材料，用武火煮 20 分钟，转文火煲 1.5 小时，加盐调味即可食用。

功效：补脾肺肾，益气养血。经常食用可增强免疫力、调节分泌、延缓衰老。

## （十九）何首乌

何首乌是蓼科植物何首乌（*Polygonum multiflorum* Thunb.）的块根。生品性微温，味苦、甘、涩，归肝、心、肾经，具有解毒、消痈、截疟的功效。制何首乌性微温，味苦、甘、涩，归肝、心、肾经，具有补肝肾、益精血、乌须发、强筋骨、化浊降脂的功效。生品仅供药用，不可用于药膳。制何首乌可用于药膳。

### 1. 黑芝麻山药何首乌粉

制法及用法：准备黑芝麻 250 克，山药 250 克，制何首乌 250 克。将黑芝麻洗净，晒干，炒熟，研为细粉。将山药洗净，切片，烘干，研为细粉。将制何首乌片烘干，研为细粉，与芝麻粉、山药粉混合拌匀，装瓶备用。服用时，入锅，用温水调成稀糊状，置于火上炖熟即成。每日 2 次，每次食用 25 克。

功效：健脾补肾，养血益精。适用于脾肾两虚的人群。

### 2. 仙人首乌粥

制法及用法：准备制何首乌汁 50 毫升，黑豆 10 克，黄豆 10 克，花生仁 10 颗，大枣 5 颗，核桃仁 2 颗。将上述原料洗净，在清水中浸泡 1 小时，将泡好的原料及药汁倒入高压锅内，加适量清水，压煮约 15 分钟即可食用。

功效：滋补肝肾，健脑益智，润肠通便。适用于肝肾阴血不足症见头晕目眩、耳鸣、失眠、健忘、便秘、视力减退、遗精、腰膝酸软等的人群。健康人常食用可益智健脑、美容养颜、强体防衰。

### 3. 首乌鱼头豆腐煲

制法及用法：准备制何首乌汁 50 毫升，鱼头 2 个，豆腐 400 克，青菜 200 克，姜 6 片，料酒 20 克，盐 25 克，味精 5 克，芝麻油、胡椒粉少许，食用油 50 克，高汤适量。将鱼头对切开，加入料酒、姜 3 片、盐 20 克腌制半小时后洗净。将豆腐切块，在油中煎至两面呈微黄色。锅内放油爆香姜片，放入鱼头煎炸 5 分钟，加入高汤、盐、味精、制何首乌汁、豆腐块，煮约 10 分钟，再放入青菜煮开，淋入芝麻油、胡椒粉即可食用。

功效：滋补肝肾，健脑益智。适用于肝肾不足所致的失眠、视力减退、健忘、须发早白等。对记忆力减退、阿尔茨海默病有一定的预防和治疗作用，是脑力劳动者、儿童及老年人健脑益智、抗衰防老的佳品。

### （二十）铁皮石斛

铁皮石斛是兰科植物铁皮石斛（*Dendrobium officinale* Kimura et Migo）的茎。其性微寒，味甘，归胃、肾经，具有益胃生津、滋阴清热的功效。

#### 1. 石斛银耳羹

制法及用法：准备铁皮石斛纯粉、银耳各 15 克，冰糖 150 克，鸡蛋 1 个，猪油少许。银耳浸泡 30 分钟，待其发透后去蒂头洗净，撕成瓣状，放入锅中，加适量水。铁皮石斛纯粉以温水化开后加入。先武火煮沸，后用文火熬 3 小时。冰糖放入另外一口锅中，加适量水，置于武火上熬成汁。兑入鸡蛋清搅匀后撇去浮沫，将糖汁缓缓冲入银耳锅中，起锅前加入少许猪油，使之更加滋润可口。

功效：补肺胃肾之阴。适用于阴虚质人群，症见肺虚久咳、久病体弱、神经衰弱、失眠等。

#### 2. 铁皮石斛鳝鱼汤

制法及用法：准备黄鳝 500 克，当归、党参各 12 克，铁皮石斛 15 克，料酒 10 毫升，生姜 12 克，蒜、醋、盐、酱油、葱段、味精、胡椒粉适量。黄鳝切段备用，铁皮石斛洗净，生姜洗净切丝，党参、当归装入纱布袋扎紧口备用。将黄鳝、铁皮石斛、纱布袋及调料一并放入砂锅，加适量清水，先用武火煮沸，去掉浮沫，再用文火煎熬 1 小时，取出纱布袋，加入盐及调味品后即可食用。食鱼喝汤，可佐餐服食，连续服食 5~7 日。

功效：培补气血。适用于气血两亏的人群。

#### 3. 石斛珍珠鲍鱼

制法及用法：准备珍珠鲍鱼 300 克，猪小排 150 克，铁皮石斛 5 克，盐适量。珍珠鲍鱼脱壳，宰洗干净，去除黑秽。猪小排斩块，用沸水焯后洗净，垫在砂锅底，上面置珍珠鲍鱼、铁皮石斛，调入盐，加入适量沸水，用小火炖 1 小时左右即可食用。

功效：填精益髓，营养脏腑。适用于肾精不足症见视物昏花、夜盲、腰膝酸软等的人群。

### （二十一）绞股蓝

绞股蓝是葫芦科植物绞股蓝 [*Gynostemma pentaphyllum*（Thunb.）Makino] 的

干燥全草。其性寒，味苦、微甘，归脾、肺、肾经，具有清热解毒、止咳祛痰、益气养阴、延缓衰老的功效。

### 1. 绞股蓝茶

制法及用法：准备绞股蓝 10 克，绿茶 3 克。将绞股蓝烘焙去腥味，研为粗末，与绿茶一起用沸水冲泡，闷泡 10 分钟后即可饮用。

功效：益气强身，延年益寿。正常人群可日常饮用，脾胃虚寒者忌多饮。

### 2. 绞股蓝燕麦粥

制法及用法：准备绞股蓝 15 克，燕麦片 100 克，枸杞子数粒。绞股蓝拣去杂质洗净，晒干研末，待用。锅中加水煮开，放入燕麦片，煮开后调入绞股蓝拌匀，改用小火继续煨煮 10 分钟，撒上枸杞子即可食用。

功效：降糖减脂。适宜"三高"人群食用。

### 3. 绞股蓝交藤饮

制法及用法：准备绞股蓝 10 克，首乌藤 15 克，麦冬 12 克。煎汤或沸水浸泡代茶饮。

功效：益气养心，养阴安神。适用于气虚、心阴不足所致的心悸失眠、烦热不宁。

## （二十二）杜仲

杜仲是杜仲科植物杜仲（*Eucommia ulmoides* Oliv.）的树皮。其性温，味甘，具有补肝肾、强筋骨、安胎的功效。

### 1. 杜仲狗肉汤

制法及用法：准备杜仲 12 克，肉桂 9 克，狗肉 200 克，调料适量。将狗肉与肉桂、杜仲一同放入砂锅，加足量水，用大火煮沸后改小火慢炖至狗肉烂熟，去药渣，加入盐和调料即可食用。

功效：补益肝肾，散寒止痛。适用于调理肾虚身痛。

### 2. 菜胆杜仲辽参

制法及用法：准备油菜心 100 克，杜仲粉 20 克，水发辽参 200 克，鲍鱼汁 120 克，鸡汤 80 克。锅中放油，油热煸香葱、姜片，下入辽参条、杜仲粉，加鸡汤、鲍鱼汁、盐、蚝油调味，煮 10 分钟后，将辽参条捞出。原汤调好味，再放入辽参条收汁，盛出装在用炒好的油菜心围边的盘中即可食用。

功效：补肝肾，降血压。适用于肝肾不足导致血压升高的人群。

### 3. 杜仲煨猪腰

制法及用法：准备杜仲 10 克，猪肾 1 个。猪肾去筋膜，洗净，用花椒、盐腌过。杜仲研末，纳入猪肾内，用荷叶包裹，煨熟食用。

功效：补肝肾，强腰膝。适用于肝肾不足所致的腰痛、耳鸣眩晕、腰膝酸软。

## （二十三）金樱子

金樱子是蔷薇科植物金樱子（ *Rosa laevigata* Michx. ）的干燥成熟果实。其性平，味酸、甘、涩，归肾、膀胱、大肠经，具有固精缩尿、固崩止带、涩肠止泻的功效。

### 1. 金樱子炖鸡

制法及用法：准备金樱子 60 克，母鸡 1 只（约 500 克），姜、大枣、盐适量。金樱子洗净。母鸡宰杀，去毛和内脏，将金樱子和姜、大枣纳入鸡腹，整鸡放入砂锅加足量水炖熟，最后加盐调味即可饮汤食肉。

功效：补肾强壮，收敛固精。适用于肾虚引起的滑精、阳痿早泄、夜尿多、小便清长人群。

### 2. 金樱子炖猪肚

制法及用法：准备金樱子 20 克，猪小肚 1 个，生姜、大枣、胡椒适量。将金樱子去净外刺及内瓤，和猪小肚以及生姜、大枣、胡椒一起用适量水炖服。每日 1 次。

功效：收敛固涩。适用于肾精不足症见带下多、子宫脱垂、腹泻怕冷、早泄等的人群。

### 3. 金樱子杜仲煲猪尾

制法及用法：准备金樱子 25 克，杜仲 30 克，猪尾 2 条（去毛，洗净，斩块）。将上述食材洗净后放入砂锅，加入足量水，用大火烧开后转小火炖熟，加入盐和少许调味即可食肉饮汤。

功效：温补命门。适用于命门火衰症见头晕目眩、耳鸣、面色苍白或晦暗、精神萎靡、畏寒肢冷、腰膝酸软、舌质淡红、苔白、脉沉细，身体虚弱、四肢寒冷、腰酸背痛等的人群。

### （二十四）百部

百部是百部科植物直立百部 [ *Stemona sessilifolia* ( Miq. ) ]、蔓生百部 [ *Stemona japonica* ( Bl. ) Miq. ] 和对叶百部 ( *Stemona tuberosa* Lour. ) 的干燥块根。其性微温，味甘、苦，归肺经，具有润肺下气止咳、杀虫灭虱的功效。

#### 1. 百部川贝粥

制法及用法：准备粳米 80 克，杏仁 3 克，川贝 5 克，百部 10 克，冰糖适量。粳米、川贝、百部洗净。杏仁用沸水汆烫后去皮、去尖，清洗干净。将粳米、川贝、百部、杏仁一起放入砂锅，加水，用旺火煮沸，转文火煲半小时，最后加冰糖调味即可食用。

功效：化痰生津，清肺止咳。适用于肺热咳嗽的人群。

#### 2. 百部炖甲鱼

制法及用法：准备百部 20 克，生地 20 克，地骨皮 12 克，知母 10 克，甲鱼 1 只，鸡骨、葱、姜、佐料适量。将甲鱼头砍下，放血，放入沸水锅中略焯，当裙边与甲壳分离时捞出，去粗皮与内脏，砍成块。中药放入纱布袋内，封口。锅置旺火上，加清水，下垫鸡骨，加入甲鱼，烧开后撇去血沫，加入中药包、姜、葱、绍酒，转小火炖至熟软，除去鸡骨、葱、姜，加入盐、味精调味即可食用。

功效：滋阴清热，润肺止咳。适用于阴虚质人群，症见五心烦热、潮热盗汗等。

#### 3. 百部姜茶

制法及用法：准备百部 3 克，生姜 3 克，绿茶 3 克。用 200 毫升开水冲泡后饮用。

功效：温肺止咳。适用于肺寒、咳嗽痰多稀清的人群。

### （二十五）广山药

广山药是薯蓣科植物褐苞薯蓣 ( *Dioscorea persimilis* Prain et Burkill ) 的块茎。其性平，味甘，归脾、肺、胃经，具有健脾养胃、生津益肺、补肾涩精的功效。

#### 1. 山药羊肉粥

制法及用法：准备鲜广山药 250 克，羊肉、粳米各 150 克。广山药去皮，切成小块。羊肉去筋膜切块，备用。把粳米洗净下锅，加水煮，待米开花时，先下羊肉，煮沸十几分钟后再下广山药，煮至汤稠肉香即可依个人口味调入调料。

功效：益气温阳，滋阴养血，健脾补肾，延缓衰老。适合脾胃虚弱、体质虚弱的人群经常服用。

### 2. 珠玉二宝粥

制法及用法：准备生山药 60 克，生薏苡仁 60 克，柿霜饼 25 克。先将生山药、生薏苡仁捣成粗渣，加适量水煮至烂熟，再将柿霜饼切碎，调入溶化后食用。

功效：健脾养肺。适用于肺脾阴虚的人群，症见饮食懒进、虚劳咳嗽等。

### 3. 山药扁豆莲子粥

制法及用法：准备广山药 15 克，白扁豆 15 克，莲子 15 克，粳米 50 克。将以上材料一同放入砂锅，加适量水，用小火熬煮至成粥。早晚分食。

功效：健脾止泻。适用于脾虚症见泄泻、心悸等的人群。

## （二十六）茉莉花

茉莉花是木樨科植物茉莉 [*Jasminum sambac* ( Linn. ) Ait. ] 的花蕾及初开的花。其性温，味辛、微甘，归脾、胃、肝经，具有理气止痛、辟秽开郁的功效。

### 1. 茉莉豆腐

制法及用法：准备鲜茉莉花 30 克，豆腐 100 克。起锅烧水，先煮豆腐，水沸后 3 分钟加入茉莉花，再沸即可调味起锅，取自然清香之味。每日 1~2 次。

功效：芳香化湿，可解油腻。适用于痰湿质体型偏胖人群。

### 2. 茉莉花炒蛋

制法及用法：准备茉莉花 100 克，鸡蛋 3~4 个，烹调油 15 毫升，盐少许。将茉莉花用清水漂洗，捞起后摊在厨纸上散去水分，备用。鸡蛋磕入碗中，放少许油，打散，备用。锅烧热后放入烹调油，并转动锅让油自然流动形成一层油膜，迅速倒进蛋液，边倒蛋液边搅拌，这样鸡蛋才能打成茉莉花大小。依个人口味撒少许盐调味，将备用的茉莉花下锅与鸡蛋翻炒均匀即可出锅。

功效：和中开郁。适用于体质虚弱、营养不良、精神压力大的人群。

### 3. 茉莉花茶

制法及用法：茉莉花与绿茶按 1 ：2 调匀备用。每次取 3 克，用沸水冲泡后饮用。

功效：疏肝提神，消除疲劳。适宜于肝气郁结、神疲乏力的人群。

### （二十七）姜黄

姜黄是姜科植物姜黄（*Curcuma longa* L.）的干燥根状茎。其性温，味辛、苦，归脾、肝经，具有破血行气、通经止痛的功效。

#### 1. 姜黄炒海鲜饭

制法及用法：准备鲜虾 100 克，干贝 6 粒，青鱼肉 100 克，洋葱半个，米饭 500 克，姜黄粉 6~8 克，盐适量。将干贝用温水泡软；青鱼肉洗净，切片；洋葱切丝；鲜虾去皮、肠，留尾；干贝切丁。将锅放于火上，加入适量底油先爆香洋葱丝，再将青鱼片、干贝丁、鲜虾一起放入锅中翻炒均匀，至虾变色时盛出备用。重新置锅，加入底油 20 克，下入米饭用小火炒至米饭没有硬块、颗粒均匀后加入姜黄粉，翻炒均匀，再下入炒好的海鲜和洋葱丝，继续翻炒均匀后加适量盐即可食用。

功效：活血行气，补虚。适用于血瘀质人群，症见面色暗沉、月经色暗伴腹痛有血块、身体局部久痛等。

#### 2. 姜黄炖猪心

制法及用法：准备姜黄 10 克，猪心 1 个，料酒、盐、葱段、味精、香油适量。将姜黄研为细粉，猪心洗净。把姜黄粉填入猪心内，用线扎紧，放入锅内，加适量清水、料酒、盐、葱段，用大火煮沸后改用文火煮至猪心烂熟。取出猪心切片，用味精、盐、香油等调味即可食用。

功效：养心益气，活血化瘀。适用于冠心病人群食疗。

### （二十八）益智仁

益智仁是姜科植物益智（*Alpinia oxyphylla* Miq.）的成熟果实。其性温，味辛，归脾、肾经，具有温脾止泻摄唾、暖肾固精缩尿的功效。

#### 1. 益智党参牛肉汤

制法及用法：准备益智仁、陈皮、干姜各 10 克，党参、黄芪各 15 克，牛肉 200 克，葱段、料酒、盐适量。牛肉去脂，洗净，切块；干姜拍松；益智仁、陈皮、党参、黄芪洗净。把所有材料放锅内，加适量水，用武火煮沸后，改用文火煮 2.5 小时，加盐调味即可食用。

功效：温脾摄涎。适用于脾虚症见痰多清稀、小儿流涎不禁、口中不渴、小便清长、大便溏薄等的人群。

### 2. 益智仁山药粥

制法及用法：准备益智仁 12 克，山药 30 克（鲜品 100 克），老姜 30 克，糯米 100 克，猪棒子骨 500 克，葱花、盐适量。将益智仁研为细粉；糯米淘洗干净；猪棒子骨砸破，剁段；老姜洗净，拍碎。将糯米、老姜、猪棒子骨一同放入锅内，加水 2000 毫升，用大火烧开后放入山药（鲜品去皮、洗净、切块），改用文火熬成骨肉分离的稀粥，加入盐和葱花调味。温热服食，每日 2 次，每次送服益智仁粉 6 克。

功效：温脾止泻，补肾固精，止肺虚咳，缩小便。适用于脾胃虚寒症见食少多梦或腹部冷痛、腹泻便溏者。

### 3. 益智仁羊肉汤

制法及用法：准备益智仁 15 克，山药 30 克，羊肉 250 克，生姜片、植物油、盐、料酒适量。羊肉割去肥脂，洗净，切块，与料酒、姜片一同放入油锅爆炒至微焦黄，气香。山药切条，益智仁洗净。把全部材料放入锅内，加适量水，用大火烧开后转文火炖 2.5 小时，加盐等调味即可食用。

功效：温补肝肾，固涩止遗。适用于肝肾不足症见遗精遗尿者。

# 第六章　传统健康养生功法

## 一、八段锦

八段锦是一套独立而完整的健身功法，起源于北宋时期，至今已有800多年的历史。八段锦是流传最广，对导引术发展影响最大的一套功法，这套功法舒展优美，可祛病健身，强健体魄。

### （一）八段锦习练要领

#### 1. 松静自然

松静自然是练功的基本要领，也是最根本的法则。松，是指精神与形体两方面的放松。静，是指练功时守神专注，心无旁骛，心带自觉。这里的自然不能理解为听其自然、任其自然，而是指道法自然。

#### 2. 准确灵活

准确，主要是指练功时的姿势与方法要正确，合乎规格。灵活，是指习练时对动作幅度的大小、姿势的高低、用力的大小、习练的数量、意念的运用、呼吸的调整等，都要根据自身情况灵活掌握。

#### 3. 练养相兼

练，是指形体运动、呼吸调整与心理调节有机结合的锻炼过程。养，是通过上述练习，身体出现的轻松舒适、呼吸柔和、意守绵绵的静养状态。

#### 4. 循序渐进

只有经过一段时间和数量的习练，才会做到姿势逐渐工整，方法逐步准确，动作的连贯性与控制能力得到提高，对动作要领的体会不断加深。

### （二）八段锦口诀

两手托天理三焦，左右开弓似射雕。
调理脾胃须单举，五劳七伤往后瞧。
摇头摆尾去心火，两手攀足固肾腰。
攒拳怒目增气力，背后七颠百病消。

## （三）八段锦分步练习

### 1. 两手托天理三焦

自然站立，两足平开，与肩同宽，含胸收腹，腰脊放松。正头平视，口齿轻闭，凝神调息，气沉丹田。双手自体侧缓缓举至头顶，转掌心向上，用力向上托举，足跟随双手的托举而起落。托举 6 次后双手转掌心朝下，沿体前缓缓按至小腹，还原。

### 2. 左右开弓似射雕

自然站立，左脚向左侧横开一步，身体下蹲成骑马步，双手虚握于两髋的外侧，随后自胸前向上划弧提于与胸平高处。右手向右拉至与右胸平高，与前胸距约两拳许，意如拉紧弓弦，开弓如满月。左手捏箭诀，向左侧伸出，顺势转头向左，视线通过左手食指凝视远方，意如弓箭在手，等机而射。稍作停顿后，随即将身体上起，顺势将两手向下划弧收回胸前，并同时收回左脚，还原成自然站立。此为左式，右式反之。左右调换练习 6 次。

### 3. 调理脾胃须单举

自然站立，左手缓缓自体侧上举至头顶，翻转掌心向上，并向左外方用力举托，同时右手下按附应。举按数次后左手沿体前缓缓下落，还原至体侧。此为左式，右式反之。左右调换练习 6 次。

### 4. 五劳七伤往后瞧

自然站立，双脚与肩同宽，双手自然下垂，凝神调息，气沉丹田。两臂充分外旋，掌心向外。头部微微向左转动，两眼目视左后方，稍停顿后，缓缓转正。同时松腰沉髋，身体重心缓缓下降，两腿膝关节微屈，同时两臂内旋按于髋旁，掌心向下，指尖向前，目视前方。再缓缓转向右侧，目视右后方稍停顿，转正。反复练习 6 次。

### 5. 摇头摆尾去心火

两足横开，双膝下蹲，成"骑马步"。上体正下，稍向前探，两目平视，双手反按在膝盖上，双肘外撑。以腰为轴，头脊要正，将躯干划弧摇转至左前方，左臂弯曲，右臂绷直，肘臂外撑，臀部向右下方撑劲，目视右足尖。稍停顿后，随即向相反方向，划弧摇至右前方。反复练习 6 次。

### 6. 两手攀足固肾腰

　　松静站立，两足平开，与肩同宽。两臂平举自体侧缓缓抬起至头顶上方转掌心朝上，向上作托举劲。稍停顿，两腿绷直，以腰为轴，身体前俯，双手顺势攀足，稍作停顿。将身体缓缓直起，双手右势起于头顶之上，两臂伸直，掌心向前，再自身体两侧缓缓下落于体侧。反复练习 6 次。

### 7. 攒拳怒目增力气

　　两足横开，两膝下蹲，呈骑马步。双手握固，拳眼朝上，收至腰间。左拳缓慢向前击出，拳眼朝下。顺势头稍向左转，两眼通过左拳凝视远方，右拳同时后拉。与左拳出击形成一种"争力"。随后，左掌向下旋腕 1 周，收回左拳，击出右拳，要领同前。反复练习 6 次。

### 8. 背后七颠百病消

　　两足并拢，两腿直立，身体放松。两手手指并拢，叠掌置于后腰部，随后顺势将两脚跟向上提起，稍作停顿，将两脚跟下落着地。反复练习 6 次。

　　两手外开，合于腹前，双手下落，练功结束。

## 二、五禽戏

　　华佗五禽戏是由东汉末年著名医学家华佗根据中医原理，模仿虎鹿熊猿鸟五种动物的动作和神态编创的一套导引术，是一种外动内静、动中求静、动静具备、有刚有柔、刚柔相济、内外兼练的仿生功法。

### （一）五禽戏习练要领

　　锻炼时要注意全身放松，意守丹田，呼吸均匀，做到外形和神气都要像五禽，达到外动内静、动中求静、有刚有柔、刚柔并济、练内练外、内外兼备的效果。主要把握形、神、意、气四点。

　　（1）形。练功的姿势。

　　（2）神。即神态、神韵。

　　（3）意。意念、意境。

　　（4）气。练功时对呼吸的锻炼，也称调息。

### （二）五禽戏分步练习

**1. 预备式**

两脚分开，松静站立，两臂自然下垂，目视前方，调匀呼吸，意守丹田。起式调息：配合呼吸，两手上提时吸气，两手下按时呼气。两手上提至与胸同高，掌心向上，屈肘内合，转掌心向下按至腹前，速度均匀、柔和、连贯，排除杂念，宁心安神。

**2. 虎戏**

虎戏的手形是虎爪，手掌张开，虎口撑圆，第一、第二指关节弯曲内扣，模拟老虎的利爪。练习虎戏时，要表现出虎的威猛气势，虎视眈眈。虎戏由虎举和虎扑两个动作组成。

（1）虎举。掌心向下，十指张开、弯曲，由小指起依次屈指握拳，向上提起，高与肩平时拳慢慢松开上举撑掌。然后再屈指握拳，下拉至胸前再变掌下按。

动作要领：两手上举时要充分向上拔长身体，提胸收腹如托举重物；下落时含胸松腹如下拉双环，气沉丹田。两手上举时吸入清气，下按时呼出浊气，可以强化呼吸机能。屈指握拳能强化循环功能。

（2）虎扑。左式时两手经体侧上提，前伸，上体前俯，变虎爪，再下按至膝部两侧，两手收回。再经体侧上提向前下扑，上提至与肩同高时抬左腿向左前迈一小步，配合向前下扑时落地，先收回左脚再慢慢收回双手。换作右式，动作和左式相同，唯出脚时换成右脚。

动作要领：两手前伸时，上体前俯；下按时膝部先前顶，再髋部前送，身体后仰，形成躯干的蠕动。虎扑要注意手形的变化，上提时握空拳前伸，下按时变虎爪，上提时再变空拳，下扑时又成虎爪。速度由慢到快，劲力由柔转刚。

**3. 鹿戏**

鹿戏的手形是鹿角，中指和无名指弯曲，其余三指伸直张开。练习鹿戏时，要模仿鹿轻盈安闲、自由奔放的神态。鹿戏由鹿抵和鹿奔两个动作组成。

（1）鹿抵。练习时以腰部转动来带动上下肢动作。上肢动作：握空拳两臂向右侧摆起，与肩等高时拳变为鹿角，随身体左转，两手向身体左后方伸出。下肢动作：两腿微屈，重心右移，左脚提起向左前方着地，屈膝，右腿蹬直，左脚收回。

动作要领：提腿迈步，两手划弧，转腰下势，收回。鹿抵主要运动腰部，经常练习能提高腰部肌肉力量和运动弧度，具有强腰固肾的作用。

（2）鹿奔。左式为左脚向前迈步，两臂前伸，收腹拱背，重心前移，左脚收回。注意腕部动作，两手握空拳向前划弧，最后屈腕，重心后坐时手变为鹿角，内旋前伸，手背相对，含胸低头，使肩背部形成横弓。同时尾闾前扣，收腹，腰背部开成竖弓，重心前移，成弓步，两手下落。换右式，注意小换步。收左脚，脚掌着地时右脚跟提起，向前迈步，重心后坐再前移同左式。

动作要领：使肩关节充分内旋，伸展背部肌肉，运动脊柱关节。鹿戏结束，两手侧前上提，内合下按，做 1 次调息。

4. 熊戏

熊戏的手形是熊掌，手指弯曲，大拇指压在食指和中指的指节上，虎口撑圆。熊表面上笨拙缓慢，其实内在充满了稳健、厚实的劲力。熊戏由熊运和熊晃两个动作组成。

（1）熊运。两手呈熊掌，置于腹下，上体前俯，身体顺时针划弧，向右、向上、向左、向下。再逆时针划弧，向左、向上、向右、向下。练习时要体会腰腹部的压紧和放松。

动作要领：两腿保持不动，固定腰胯，开始练习时手下垂放松，只体会腰腹部的立圆摇转，待熟练后再带动两手在腹前绕立圆。动作配合要协调自然，手上提时吸气，向下时呼气。熊运可调理脾胃，强化消化功能，对腰背部也有锻炼作用。

（2）熊晃。提髋带动左腿，向左前落步，左肩前靠，屈右腿，左肩回收，右臂稍向前摆，后坐，左臂再向前靠，上下肢动作要配合协调。换右式，提右胯，向右前落步，右肩前靠，屈左腿，右肩回收，左臂稍向前摆，后坐，右臂再向前靠。初学时提髋动作可单独原地练习，两肩不动，收挤腰侧，以髋带腿，左右交替，反复练习。

动作要领：身体自然下压，膝髁关节放松，全脚掌着地，使震动传到髋部。重心转移时，腰部两侧交替压紧放松。熊晃能起到锻炼中焦内脏和肩部、髋部的作用。熊戏结束，两手侧前上提，内合下按，做 1 次调息。

5. 猿戏

猿戏有两个手形。猿勾，五指撮拢，屈腕。握固，大拇指压在无名指指根内侧，其余四指握拢。猿生性活泼，机灵敏捷，猿戏要模仿猿东张西望，攀树摘果的动作。猿戏由猿提和猿摘两个动作组成。

（1）猿提。两手置于体前，十指张开，快速捏拢成猿勾。肩上耸，缩脖，两手上提，收腹提肛，脚跟提起，头向左转。头转回肩放松，脚跟着地，两手变掌，下按至腹前。再做右式。重心上提时，先提肩，再收腹提肛，脚跟提起。重心下落时先松肩，再松腹落肛，脚跟着地。

动作要领：以膻中为中心，含胸收腹，缩脖提肛，两臂内夹，形成上下左右的向内合力，然后再放松还原。重心上提时要保持身体平衡，意念中百会上领，身体随之向上。猿提可以起到按摩上焦内脏，强化心肺功能的作用。

（2）猿摘。退步划弧，丁步下按，上步摘果。猿摘模仿猿上树摘果，手形和眼神的变化较多。眼先随右手，当手摆到头的左侧时，转头看右前上方，意想发现树上有颗桃。然后下蹲，向上跃步，攀树摘果，掌指变钩速度要快。握固，收回，变掌捧桃，右手下托。下肢动作是左脚向左后方退步，右脚收回变丁步。右脚前跨，重心上移，再收回变丁步。

动作要领：退步摆掌，松肩划弧，左顾右盼，下按上步，摘果，握固，收回。要注意上下肢动作的协调，猿摘可改善神经系统的功能，提高机体反应能力及敏捷性。猿戏结束，两手侧前上提，内合下按，做1次调息。

## 6. 鸟戏

鸟戏的手形是鸟翅，中指和无名指向下，其余三指上翘。练习鸟戏时，意想自己是湖中仙鹤，昂首挺立，伸筋拔骨，展翅翱翔。鸟戏由鸟伸和鸟飞两个动作组成。

（1）鸟伸。双腿稍向下蹲，双手为掌，在小腹前重叠。左掌压在右掌上，上举至头前上方。手掌水平上举时耸肩缩颈，尾闾上翘，身体稍前倾。两手下按至腹前，再向后呈人字形分开后身，后伸左腿，两膝伸直，保持身体稳定。双手后展，后展时手变鸟翅。

动作要领：鸟伸动作借助手臂的上举下按，使身体松紧交替，起到吐故纳新，疏通任督二脉经气的作用。

（2）鸟飞。两手在腹前相合，两侧平举，提腿独立，立腿下落，再上举提腿，下落。换做右式。平举时手腕比肩略高，下落时掌心相对，再上举时手背相对，形成一个向上的喇叭口。可以先单独练习上肢动作，先沉肩，再起肘，最后提腕；

下落时先松肩，再沉肘，按掌，使肩部、手臂形成一个波浪蠕动，有利于气血运行。再练习下肢动作，立腿提膝时，支撑腿伸直，下落时支撑腿随之弯曲，脚尖点地再提膝。

动作要领：练习鸟飞时，要上下肢协调配合，身体保持平衡。常练可强化心肺功能，灵活四肢关节，提高平衡能力。鸟戏结束，两手侧前上提，内合下按，做 1 次调息。

# 第七章　常见亚健康状态中医养生
保健技术的综合应用

## 一、改善颈肩劳损

（1）揉颈部两侧肌肉。取坐位或俯卧位，用拇指揉颈部两侧肌肉 3~5 遍，以放松肌肉。在疼痛相对剧烈的痛点着重施术（图 7–1）。

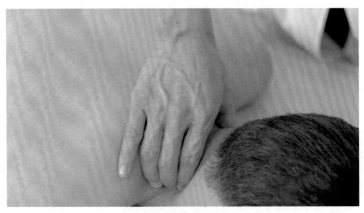

图 7-1　揉颈部两侧肌肉

重点点揉风池 1 分钟，以受术者感到酸胀为度（图 7–2）。

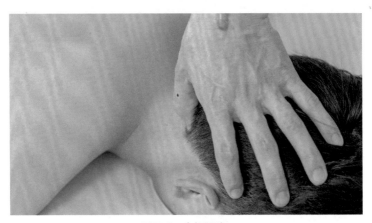

图 7-2　点揉风池

（2）拿揉肩部肌肉。取坐位或俯卧位，拿揉两侧肩部肌肉，从内到外广泛地放松肌肉，反复施术 3~5 遍（图 7-3）。

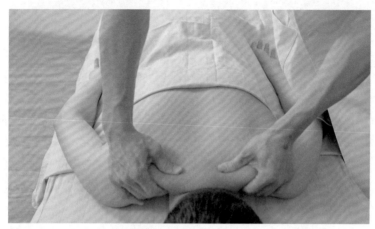

图 7-3　拿揉肩部肌肉

拇指点揉两侧肩胛骨内上角肌肉附着处半分钟，点揉肩井 1 分钟，以受术者感到酸胀为度（图 7-4）。

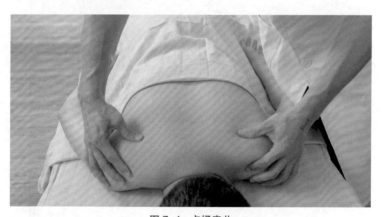

图 7-4　点揉肩井

（3）掌揉背部肌肉。取坐位或俯卧位，用掌根自上而下按揉背部肌肉 3~5 遍，以放松肌肉（图 7-5）。

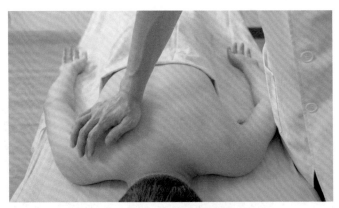

图 7-5　掌揉背部肌肉

　　拇指自上而下点按揉胸椎棘突与肩胛骨内侧缘之间区域，重点施术于疼痛明显处及有条索处，反复施术 3~5 遍（图 7-6）。

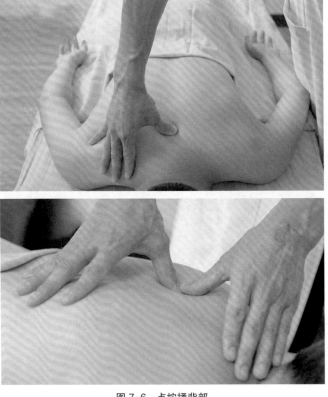

图 7-6　点按揉背部

（4）掌揉双侧冈下肌。取坐位或俯卧位，掌揉双侧冈下肌 1 分钟（图 7-7）。

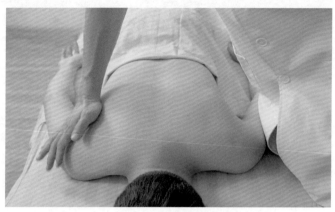

图 7-7　掌揉冈下肌

拇指点揉天宗及冈下肌酸痛点各半分钟，力度不宜太大，以受术者感到酸胀为度（图 7-8）。

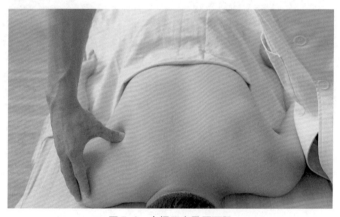

图 7-8　点揉天宗及冈下肌

（5）按揉曲池。坐位或俯卧位，施术者一只手托住受术者手臂，用另一只手拇指按揉曲池 2 分钟，左右手交替，以受术者感到局部酸胀为度（图 7-9）。

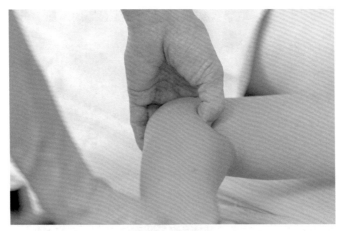

图 7-9　按揉曲池

（6）拍打肩背。取坐位或俯卧位，用手掌拍打肩背，力量轻柔，以缓解疲劳（图7-10）。

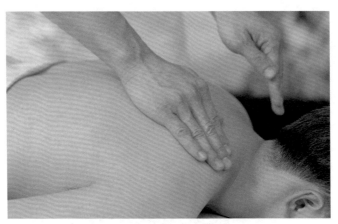

图 7-10　拍打肩背

## 二、改善腰背部劳损

（1）用掌根揉法在脊背沿两侧足太阳膀胱经循行线上，来回揉按，力度适宜，反复操作 3~5 次（图 7-11）。

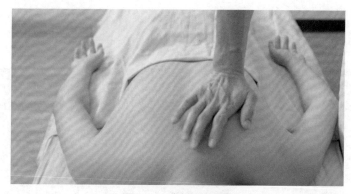

图 7-11　掌根按揉背脊

（2）以双手叠加的拇指按法、揉法，在大椎、命门、腰阳关、肾俞进行按、揉交替操作，每穴操作 5~10 遍（图 7-12）。

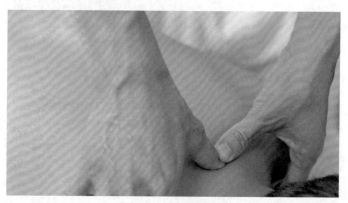

图 7-12　按揉大椎

（3）从大椎至骶尾骨间做直线往返推擦，至施术部位皮肤微红或有热感为度（图 7-13）。

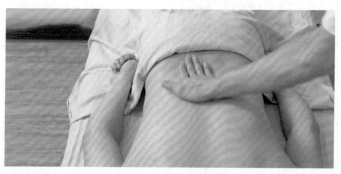

图 7-13　推擦背脊

（4）在背部足太阳膀胱经行走罐，使局部皮肤微红即可，一般操作 5~8 个来回（图 7-14）。

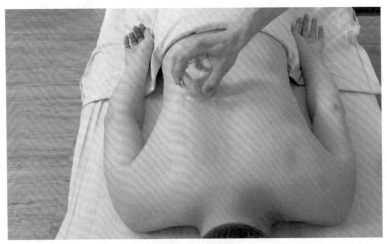

图 7-14　走罐

（5）走罐结束后，用灸箱灸腰背部 15~20 分钟（图 7-15）。

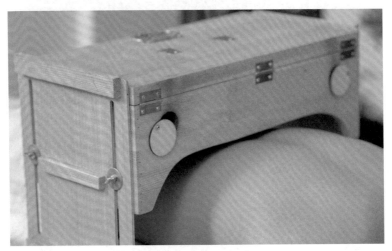

图 7-15　灸箱灸腰背部

## 三、调理慢性疲劳综合征

（1）闪罐。在背部两侧足太阳膀胱经分别闪罐 3 个来回（图 7-16）。

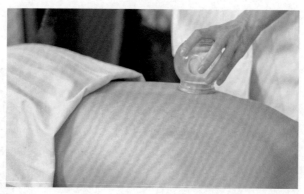

图 7-16　闪罐

（2）走罐。涂少量润滑油后，沿督脉及足太阳膀胱经走向推罐 3~5 个来回（图 7-17）。

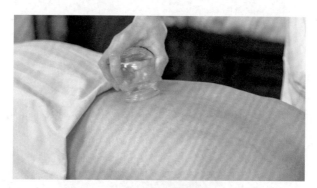

图 7-17　走罐

（3）留罐。走罐后，大椎、肩井及双侧足太阳膀胱经留罐，留罐时间为 5~8 分钟（图 7-18）。

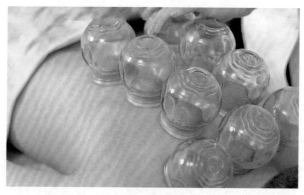

图 7-18　留罐

（4）取罐后擦拭干净润滑油，可选择大椎、肩井、肺俞、肾俞、命门行艾灸15~20分钟，每次3~5穴，穴位不宜过多（图7-19）。

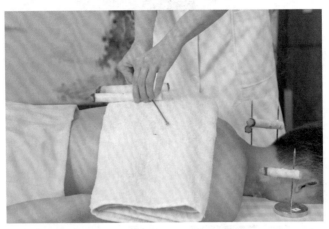

图7-19　艾灸

## 四、改善过敏体质

（1）神阙可采用闪罐法，频率为每分钟10~30次，操作时间为2~3分钟（图7-20）。

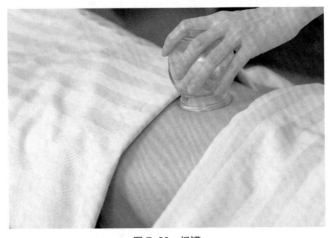

图7-20　闪罐

风门、肺俞、脾俞、肝俞、足三里可采用留罐法，留罐时间一般为5~10分钟（图7-21）。

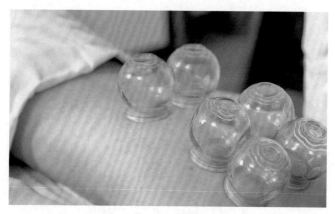

**图 7-21　留罐**

（2）起罐后可于神阙、足三里、肺俞、肾俞艾灸 15~20 分钟，以穴位处有热感、舒适为度（图 7-22）。

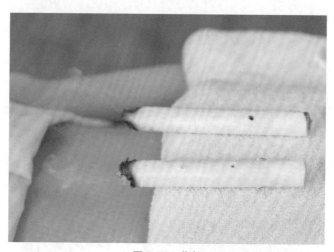

**图 7-22　艾灸**

## 五、调理功能性消化不良

（1）用直线刮法从上向下刮拭背后足太阳膀胱经及脾俞、胃俞、肝俞、胆俞，以每侧刮拭 20~30 次为宜（图 7-23、图 7-24）。

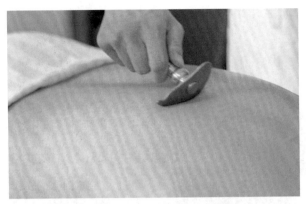

图 7-23　顺足太阳膀胱经方向刮拭

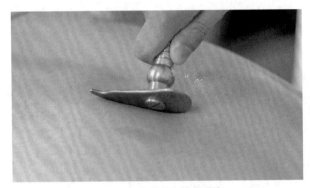

图 7-24　在筋结点横向弹拨

（2）艾条灸内关、中脘、足三里，一般距皮肤 2~3 厘米行温和灸，以局部有温热感为宜，每次每穴灸 10~15 分钟，以皮肤出现红晕为度（图 7-25）。

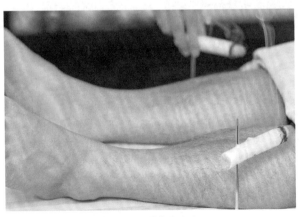

图 7-25　艾条温和灸

## 六、预防感冒

（1）取大椎、风门、肺俞、足三里等，用闪火法进行闪罐法及留罐法操作。闪罐频率为每分钟 10~30 次，操作时间 3~5 分钟。留罐时间为 5~8 分钟（图 7-26）。

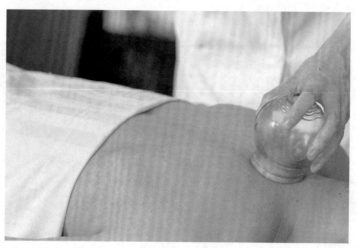

图 7-26　闪罐

（2）艾条温和灸风门、肺俞、足三里，每穴灸 15~20 分钟（图 7-27）。

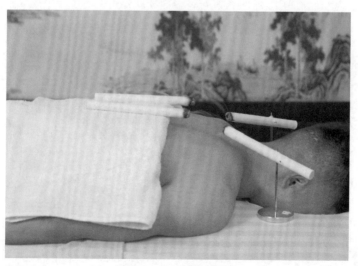

图 7-27　艾条温和灸

对于平素怕冷、天气变化易感冒的人群，在季节变化时提前进行 1 次操作可提高免疫力，预防感冒。

## 七、缓解运动性疲劳或肌肉酸痛

（1）用按法、揉法、拿法等放松下肢前侧、内侧、外侧、后侧（图 7-28）。重点点按髀关、血海、足三里、承山、三阴交等，以受术者感到酸胀为度（图 7-29）。单侧下肢按摩时间约 3 分钟。

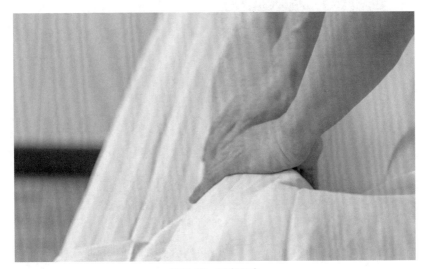

图 7-28　揉拿下肢

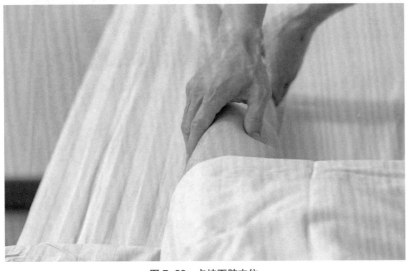

图 7-29　点按下肢穴位

　　（2）取卧位做下肢大小腿前后的拉伸，力度宜由小到大，以受术者能耐受为度（图7-30至图7-32）。

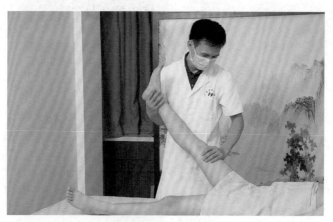

图 7-30　大腿拉伸

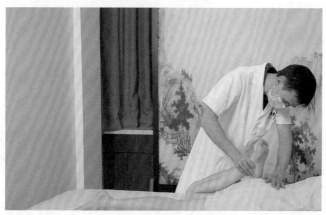

图 7-31　小腿拉伸

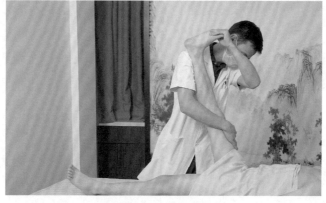

图 7-32　大腿拉伸

（3）艾条温和灸关元、血海、足三里（图7-33），每穴灸15~20分钟。

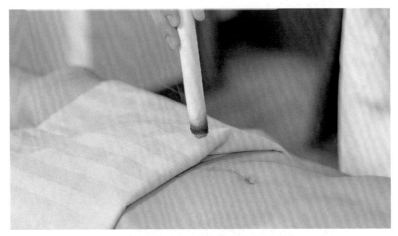

图 7-33 艾条温和灸

## 八、预防痛经

（1）取合适体位，充分暴露操作部位皮肤。取血海、中极、关元、归来、肝俞、肾俞、膈俞、十七椎等，进行留罐法操作（图7-34），留罐时间为5~10分钟。

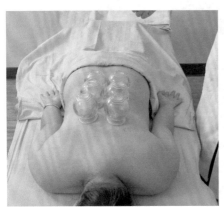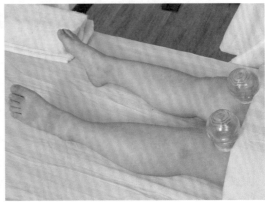

图 7-34 留罐

（2）艾条温和灸神阙、关元（图7-35），每次灸10~15分钟，每周2~3次。月经期间暂停治疗，每个月经周期为1个疗程。

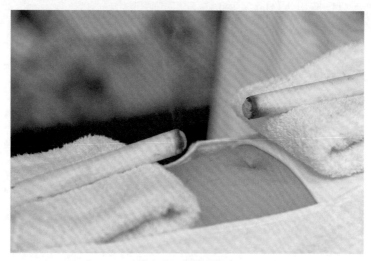

图7-35　艾条温和灸

## 九、延缓衰老

（1）取合适体位，充分暴露操作部位皮肤。取背俞，进行排罐法操作（图7-36），留罐时间为5~10分钟。

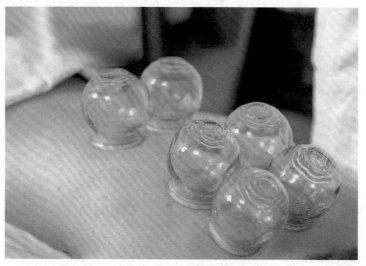

图7-36　背俞用排罐法留罐

（2）选肺俞、脾俞、肾俞、中脘、关元、足三里、涌泉等，将艾条一端点燃后，对准施灸穴位，一般距皮肤 2~3 厘米悬起灸，使局部有温热感而无灼痛，每次灸 20~30 分钟，以皮肤出现红晕为度（图 7-37）。

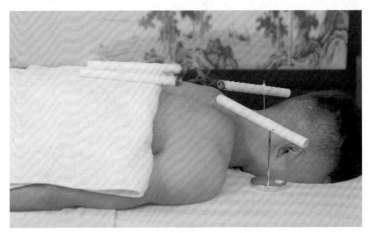

图 7-37　艾条悬起灸穴位

拔罐以罐印消失为治疗周期，4 次为 1 个疗程。艾灸每周 1~3 次，疗程之间可适当间隔。寒性体质四季皆可灸，热性体质灸法慎用。

## 十、预防绝经后骨质疏松

（1）取仰卧位，充分暴露双下肢。点按足三里、三阴交（图 7-38、图 7-39），以受术者感到酸胀为度，每穴操作 2~3 分钟。

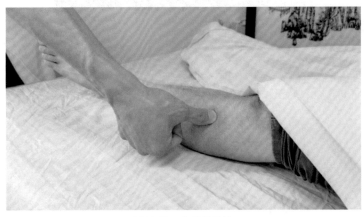

图 7-38　点按足三里

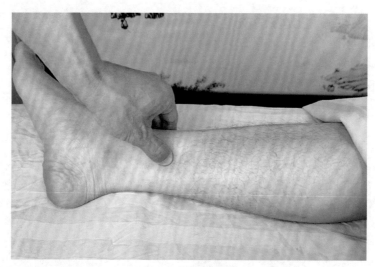

图 7-39　点按三阴交

（2）用艾条温和灸足三里、三阴交（图 7-40），每穴灸 15 分钟，以局部皮肤潮红为度。

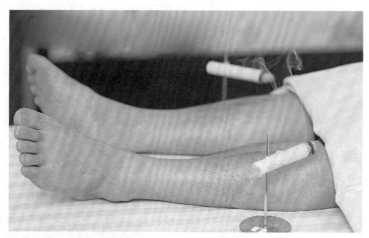

图 7-40　艾条温和灸足三里

每周 3~5 次，4 周为 1 疗程，疗程之间可适当间隔。围绝经期妇女可长期应用此法预防骨质疏松。

## 十一、改善过敏性鼻炎

（1）取合适体位，充分暴露操作部位皮肤。取神阙、风门、肺俞、大椎等，神阙采用闪罐法，频率为每分钟 20 次，操作时间为 1 分钟（图 7-41）。余穴闪罐后进行留罐法，留罐时间为 5~10 分钟。

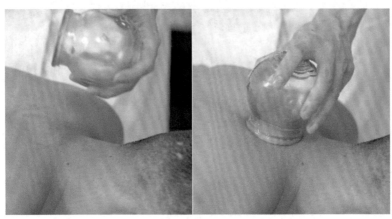

图 7-41　闪罐

（2）取卧位，点燃艾条悬起灸风池、大椎、肺俞、神阙、足三里等（图 7-42），以穴位处有热感、舒适为度，每穴灸 15~20 分钟。

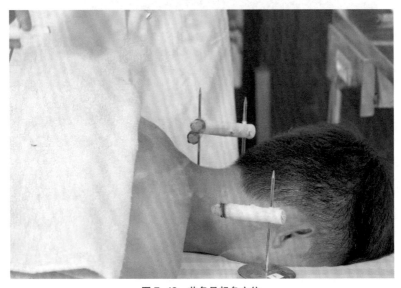

图 7-42　艾条悬起灸穴位

拔罐以罐印消失为治疗周期，4 次为 1 个疗程。艾灸每周 1~3 次，疗程之间可适当间隔。过敏性鼻炎急性发作时，可即时施灸，每日 1 次，15 天为 1 个疗程，疗程之间可适当间隔 3~5 天，直至症状消失。

## 十二、预防哮喘发作

（1）取合适体位，充分暴露操作部位皮肤。可选大椎、定喘、风门、肺俞、肩井、风池、大杼、心俞、脾俞、肾俞、大肠俞等进行闪罐法操作，至局部皮肤略见潮红，再留罐，留罐时间为 5~10 分钟。

（2）可选百劳、肺俞、膏肓、天突、膻中、足三里等。将艾条一端点燃后，对准施灸穴位进行温和灸，使局部有温热感而无灼痛，每穴灸 15~20 分钟。

拔罐以罐印消失为治疗周期，4 次为 1 个疗程。艾灸每周 1~3 次，疗程之间可适当间隔。

## 十三、提高免疫力

（1）取俯卧位，充分暴露背部皮肤。取双侧肺俞、脾俞、肾俞等进行闪罐法及排罐法操作，留罐时间为 5~10 分钟。

（2）点按足三里 3~5 分钟。

（3）将艾条一端点燃后，对准双侧肺俞、脾俞、肾俞、神阙、足三里进行温和灸，使局部有温热感而无灼痛，每穴灸 15~20 分钟。

拔罐以罐印消失为治疗周期，4 次为 1 个疗程。按摩穴位、艾灸每周 1~3 次。在季节变换之时提前进行干预，可提高免疫力、预防流感等。

## 十四、改善用眼疲劳

（1）取合适体位，充分暴露操作部位皮肤。以两手拇指末节桡侧分别自印堂推向太阳，在太阳稍停留点按，然后从内眦经承泣推向瞳子髎（图 7-43），反复操作 2~3 分钟。该部分操作也可用刮痧手法，涂抹刮痧介质后，可选择玉石或牛角刮板按上述方法操作。重点点按印堂、攒竹、鱼腰、丝竹空、神庭、百会、太阳等，以受术者感到酸胀为度，每穴操作 2~3 分钟。

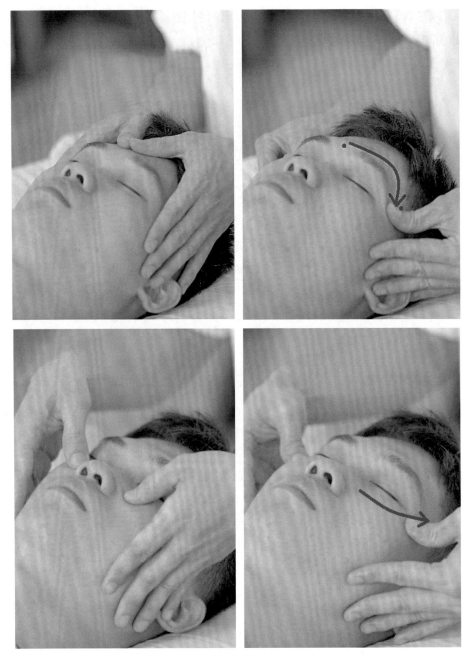

图 7-43　推按穴位

（2）双手以拿揉法作用于颈项及肩井，从上至下拿揉，按揉肩井，力度适中，以舒适为宜，重点点按风池（图 7-44、图 7-45），以受术者感到酸胀为度，点按2~3 分钟。

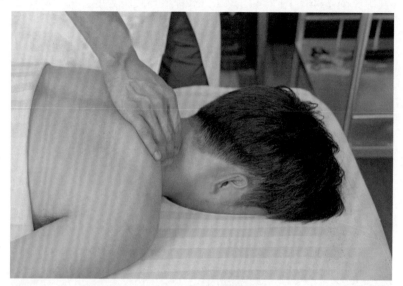

图 7-44　点按风池

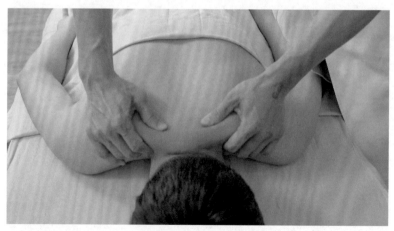

图 7-45　拿揉肩井

在上述干预的基础上，可配合滴眼液进行护眼保健，以及调整饮食、睡眠、学习、工作中的不良生活习惯。

## 十五、改善睡眠障碍

（1）取合适体位，充分暴露操作部位皮肤。点按中脘、下脘、气海、关元、商曲、气穴等（图 7-46、图 7-47），以受术者感到酸胀为度，每穴操作 2~3 分钟。

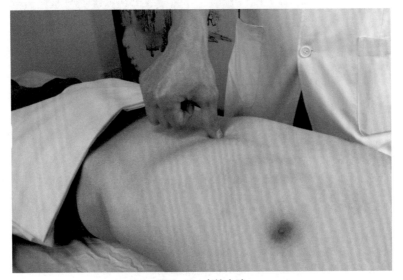

图 7-46　点按中脘

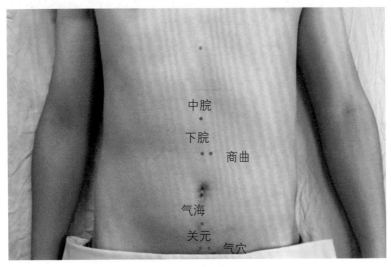

图 7-47　点按穴位

（2）取中脘、足三里、心俞、脾俞、肝俞、胆俞、肾俞等，进行闪罐法及留罐法操作。留罐时间为 5~10 分钟。

（3）艾条温和灸中脘、神阙、足三里、涌泉等 20~30 分钟（图 7-48）。

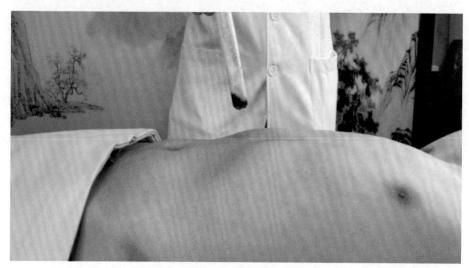

**图 7-48　灸中脘**

（4）拔罐以罐印消失为治疗周期，4 次为 1 个疗程。艾灸每周 1~3 次，疗程之间可适当间隔。

（5）夜半出汗、手脚心发热或大便干结、小便赤涩及热证人群，灸法慎用。

## 十六、改善老年人便秘

（1）取合适体位，充分暴露操作部位皮肤。点按天枢、足三里、上巨虚、大肠俞等（图 7-49），以受术者感到酸胀为度，每穴操作 2~3 分钟。再将手掌置于肚脐，全掌紧贴腹部，对腹部采用摩法进行按摩（图 7-50）。

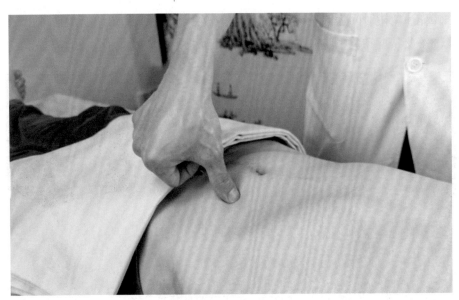

图 7-49 点按天枢

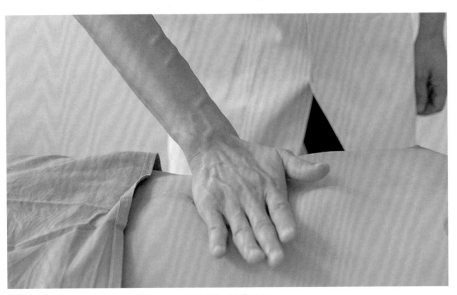

图 7-50 按摩腹部

（2）取大肠俞、天枢、上巨虚、神阙等，先回旋灸2分钟温热局部气血（图7-51），继雀啄灸2分钟加强敏化（图7-52），再温和灸开通经络，使局部有温热感而无灼痛。若能自觉热感渗透至腹腔或向周围传感则效果上佳。每次灸30分钟，若灸法传感良好可适当延长时间。

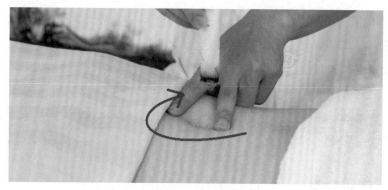

图7-51　回旋灸

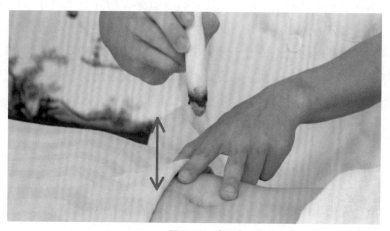

图7-52　雀啄灸

注意，该法适用于排便无力、大便溏烂不成型或大便细条、舌淡苔白、脉细的老年人，若是苔黄腻、小便赤涩、大便干结的人群则不宜灸。

# 第八章 九种体质中医养生保健技术的综合调理

## 一、体质定义

所谓体质，即脏腑、经络、阴阳、气血等盛衰偏颇形成的素体特征。体质禀受于先天，得养于后天，是先天和后天因素共同作用的结果。先天禀赋决定个体体质的特异性和相对稳定性，而后天的环境因素、营养因素、精神因素又使个体体质具有动态可变性。异常、偏颇的体质可通过科学的饮食起居、运动、药物及中医外治技术等手段干预，使其偏颇失衡状态得到改善与调整，从而恢复相对平和的健康状态。

## 二、体质分类

中医体质学主要是根据中医学阴阳五行、脏腑、精气血津液等基本理论来确定人群中不同个体的体质差异性。其分类方法有阴阳分类法、五行分类法、脏腑分类法等。目前常用的是王琦院士根据个体气血阴阳偏颇特质提出的九种体质分类法，分别为平和质、气虚质、阳虚质、阴虚质、痰湿质、湿热质、气郁质、血瘀质、特禀质。临床多见复合型体质人群，即同时存在多种不同体质特征，可结合相应方法对其综合调理干预。

## 三、平和质特点及调理重点

平和质是先天禀赋良好，后天调养得当，以体态适中、面色红润、精力充沛、脏腑功能状态强健为主要特征的一种体质状态。其特征表现为体形匀称健壮，性格随和开朗，面色肤色润泽，头发稠密有光泽，目光有神，鼻色明润，嗅觉通利，味觉正常，唇色红润，精力充沛，不易疲劳，耐受寒热，睡眠安和，胃纳良好，二便正常，舌色淡红，苔薄白，脉和有神。平素患病较少或患病后恢复较快、预后好，对自然环境和社会环境适应能力较强。

### （一）饮食调护重点

总体来说，在顺应四时、因时制宜原则的指导下，平和质可多食用应季蔬果。

具体来说，春宜升补，但应注意升而不散，温而不热，不过用辛热升散之品，宜多食蔬菜，如菠菜、芹菜、春笋、荠菜、紫苏、香椿等轻灵宣透、清凉平淡之品；夏季阳气隆盛，宜清补，应选用清热解暑、清淡芳香之品，不可食用味厚发热的食物，宜多食应季新鲜水果，以清热祛暑；长夏为夏秋之交，为一年之中湿气最盛的季节，宜用淡补，即用淡渗利湿之品，如冬瓜、红小豆、白扁豆、茯苓、山药、薏苡仁等，以助脾气之健运，防止湿困中焦，忌过食滋腻碍胃；秋季阳气收敛，食宜选用平性药食，不宜用大寒大热之品，同时，因秋燥，宜食用濡润滋阴之品，如百合、沙参、麦冬、阿胶、甘草等；冬季天寒地冻，宜选用温热助阳之品，如生姜、肉桂、胡椒、羊肉、牛肉、狗肉等，以扶阳散寒。

### （二）起居调护重点

生活应有规律，不要过度劳累。不宜食后即睡。作息应有规律，应劳逸结合，保持充足的睡眠时间。根据年龄和性别，坚持参加适度的运动。如年轻人可适当跑步、打球，老年人可适当散步、打太极拳等。

### （三）穴位调理方法

可选命门、涌泉、足三里、中脘。用按法或揉法点按涌泉、足三里、中脘，还可用摩法对中脘做环形而有节律的抚摩。可在秋冬季用艾条温和灸中脘及命门（具体操作方法参照第四章相关内容，下同）。

## 四、气虚质特点及调理重点

气虚质是以元气不足，体内气机的推动、统摄、防御等功能减退，致各脏腑的机能和免疫力低下为特征的体质状态。其特征表现为平素语音低弱，气短懒言，容易疲乏，精神不振，易出汗，稍运动便气喘吁吁，舌淡红，舌边或有齿痕，脉弱。易患感冒、内脏下垂等，病后康复缓慢。不耐受风、寒、暑、湿邪。

### （一）饮食调护重点

脾胃乃气血生化之源，气虚质在培补元气、补气健脾的同时，还需注意把握剂量。不可峻补，避免补之太过，同时要膳食平衡，保证食物多样化。气虚质者内脏功能减弱，常因饮食积滞产生内热等虚实夹杂之证，补气应不忘理气。适宜食用的食物中，谷物有粳米、糯米、燕麦、荞麦、大麦等；菜类有土豆、胡萝卜、南瓜、甘薯、蘑菇等；果类有樱桃、荔枝、椰子、葡萄、花生、栗子等；肉类有猪肚、牛肉、牛肚、鸡肉、鲫鱼、鲈鱼等；蛋奶类有鸡蛋、鹌鹑蛋等。药食两用可选用龙眼肉、大枣、山药、五指毛桃、灵芝、党参、黄芪、甘草、蜂蜜等。宜节饮食，食勿过饱，同时不宜食用黏腻肥甘、过于寒凉和辛热之品，以及腌制类食物（如腊肉、火腿、熏肉、泡菜等）。

### （二）起居调护重点

起居宜有规律，保持充足的睡眠时间。平时注意保暖，避免劳动或激烈运动时出汗受风。不要过于劳作，以免损伤正气。宜做一些柔缓的运动，如散步、打太极拳、保健操等，并持之以恒。不宜做大负荷和出大汗的运动，忌用猛力或做长久憋气的动作。

### （三）穴位调理方法

可选气海、风池、肺俞、关元。用按法或揉法点按风池、肺俞，可用艾条温和灸气海及关元。

## 五、阳虚质特点及调理重点

阳虚质是由于缺乏阳气温煦，出现机体能量不足，机能减退和对刺激的应答能力降低，尤其以畏寒怕冷为主要表现的体质状态。其特征表现为平素畏冷，夏天受不了空调、冬天难熬，手足不温，腹背怕寒，喜热饮食，精神不振，舌淡胖嫩，脉沉迟。易患痰饮、肿胀、泄泻等，感邪易从寒化。耐夏不耐冬，易感风、寒、湿邪。

### （一）饮食调护重点

调治阳虚之质，有益气、补火之别。补气可助阳。壮元阳注意把握剂量，不可峻补，避免补之太过。温阳当兼顾脾胃，脾胃健运才能饮食多进，化源不绝，亦即"养后天以济先天"。另阳虚日久，可阳损及阴，导致阴阳两虚，药食要阴阳兼顾。适宜食用的食物中，谷类有糯米、粳米、玉米、黑米、紫米、红米、小麦、黄豆、豌豆等；菜类有姜、大葱、蒜、辣椒、韭菜、胡萝卜、香菜、洋葱等；果类有龙眼、荔枝、莲子、核桃、花生、栗子、樱桃、菠萝、桃、杏、杨梅等；肉类有羊肉、鹿肉、狗肉、牛肉、鸡肉、鹅肉、鸽肉、鹌鹑肉、鳝鱼、鳗鱼、海虾等。药食两用可选择肉桂、八角、龙眼肉、砂仁、芡实、干姜、丁香、花椒、小茴香、紫苏、紫苏子、葱白、肉苁蓉等。不宜食用寒凉食品（如冰水、冰激凌、冰水果等）和性寒食品（如螃蟹、牡蛎、蛤蜊、鳖等），少食黏腻肥甘及腌制类食物。

### （二）起居调护重点

阳虚之体适应寒暑变化的能力较差，四季均应避寒就温，采取相应的保健措施。夏季防室内空调太凉，冬天注意衣着保暖。可遵照"春夏养阳"的原则，在春夏季节，注意从饮食、药物等方面入手，借自然界阳气之助培补阳气，可坚持做日光浴，在春夏季太阳晴好的日子早上 8~9 时晒晒背后等。夏季不可贪凉而室外露宿或在温差较大的房子中睡眠，以免感受风寒而患病。在运动方面，根据体力强弱，选择适合自己的项目，如散步、慢跑、太极拳、五禽戏、八段锦及各种球类运动，运动循序渐进。

### （三）穴位调理方法

可选百会、肾俞、关元、足三里。用按法或揉法点按百会、肾俞、足三里，还可用摩法对关元及小腹做环形而有节律的抚摩。可用艾条温和灸关元及肾俞。

## 六、阴虚质特点及调理重点

阴虚质是机体津液精血等阴液亏少，导致机体濡润、营养不足，同时不能制约阳气，出现相对的阳亢，从而表现出虚热的证候。其特征表现为手足心热，口燥咽干，鼻微干，可常伴牙龈出血、口腔溃疡等，喜冷饮，大便干燥，舌红少津，脉细数。易患虚劳、失精、不寐等，感邪易从热化。耐冬不耐夏，不耐受暑、热、燥邪。

### （一）饮食调护重点

阴虚质食养原则是滋补肾阴，滋阴替阳，壮水制火；宜选用甘寒性凉，可滋阴清虚热、滋补肝肾阴精之品，避免温燥伤阴之品。适宜食用的食物中，谷类有绿豆、山药、黑米等；菜类有菠菜、茼蒿、冬瓜、丝瓜、黄瓜、银耳、莲藕、百合等；果类有木瓜、无花果、乌梅、石榴、葡萄、枸杞子、柠檬、苹果、梨、香蕉、枇杷、阳桃、桑葚、罗汉果、甘蔗等；肉类有龟、鳖、鸭肉、蚌肉、牡蛎、海参等；蛋奶类有牛奶等。药食两用可选用天冬、石斛、茯苓、熟地黄、百合、山药等。不宜食用辛辣温燥的食物，如羊肉、狗肉、韭菜、葱、姜、蒜、辣椒、花椒、肉桂、荔枝等。

### （二）起居调护重点

阴虚者畏热喜凉，冬寒易过，夏热难受。起居应有规律，居住环境宜安静，避免熬夜、剧烈运动和在高温酷暑下工作。运动勿大汗，以免耗液伤精。适合做有氧运动，可选择太极拳、太极剑、气功等动静结合的传统健身项目，锻炼时及时补充水分。不宜洗桑拿。

### （三）穴位调理方法

可选尺泽、太溪、三阴交、气海、涌泉。用按法或揉法点按尺泽、太溪、三阴交、气海。可用艾条温和灸涌泉。

## 七、气郁质特点及调理重点

气郁质是肝气郁滞、情绪抑郁、气机运行不畅的一种体质状态。中医认为，人体脏腑经络的功能很大程度上需要依靠气的升降出入，如果气机运行不畅，甚则郁滞不通，一开始可能表现为心情郁闷压抑，久而久之则滋生其他问题。其特征表现为神情抑郁，情感脆弱，烦闷不乐，舌淡红，苔薄白，脉弦。易患脏躁、梅核气、郁证、腺体类增生或结节等。对精神刺激适应能力较差，外界环境改变易引起精神负担。

### （一）饮食调护重点

气郁质食养原则为疏肝解郁，补养肝血。行气的同时注意柔肝，不宜过用寒凉之物。适宜食用的食物中，谷类有小麦、荞麦、糯米、粳米、小米、绿豆等；菜类有蘑菇、海带、萝卜、洋葱、蒜、苦瓜、丝瓜、南瓜、紫苏、香椿等；果类有橙子、香蕉、金橘、西柚、山楂等；肉类有猪肉、鸭肉、螃蟹、海蜇、牡蛎等；蛋奶类有鸭蛋等。药食两用可选用小茴香、肉豆蔻、佛手、麦芽、砂仁、橘红、莱菔子、紫苏子、橘皮、薤白、玫瑰花等。少食酸敛收涩之品，如乌梅、泡菜、青梅、杨梅、柠檬等；忌食辛辣、肥甘厚味、过于寒凉之品及咖啡、浓茶等刺激食物。

### （二）起居调护重点

起居宜动不宜静，不要总待在家里，尽量增加户外活动，如跑步、登山、游泳等。宜参加群体运动，如打球、跳舞、下棋等，以便更多地融入社会。居住环境应安静，防止嘈杂的环境影响心情。保持有规律的睡眠，睡前避免饮茶、咖啡等具有提神醒脑作用的饮料。

### （三）穴位调理方法

可选太冲、合谷、期门、膻中。用按法或揉法点按太冲、合谷、膻中。可用刮痧板刮拭期门及胁肋部。

## 八、血瘀质特点及调理重点

血瘀质是以体内血液运行不畅的潜在倾向或瘀血内阻为病理基础，以血瘀表现为主要特征的体质状态。血瘀是指离开经脉的血液滞留体内，或血液运行不畅，淤积于经脉或脏腑组织器官之内。其特征表现为肤色晦暗，色素沉着，容易出现瘀斑，口唇黯淡，舌黯或有瘀点，舌下络脉紫黯或增粗，脉涩。易患症瘕积聚（身体各部位有形或无形的肿块）及痛证、血证等，不耐受寒邪。

### （一）饮食调护重点

血瘀质食养原则为行气活血散瘀，畅通血脉，适当多食具有活血、散结、行气、疏肝解郁作用的食物。适宜食用的食物中，谷类有黑豆、黄豆、粳米、玉米、小米、小麦等；菜类有油菜、茄子、香菇、韭菜、白萝卜、蒜、生藕、黑木耳、竹笋、海带、洋葱、西红柿、紫菜等；果类有金橘、桃、芒果等；肉类可选海参、海蜇，建议少食肉类食物。药食两用可选用姜黄、田七、山楂等。不宜食用如乌梅、苦瓜、柿子、李子、石榴、花生米等酸味收敛的食物，以及高脂肪、高胆固醇食物，寒凉生冷之品，腌制食品等。

### （二）起居调护重点

作息时间宜有规律，保持充足的睡眠时间，可早睡早起多锻炼，不可过于安逸，以免气机郁滞而致血行不畅。可进行一些有助于气血运行的运动项目，如舞蹈、步行健身、徒手健身操等。

### （三）穴位调理方法

可选期门、血海、膈俞、内关。用按法或揉法点按血海、膈俞、内关。可用刮痧板刮拭期门及胁肋部。可在血海、膈俞留罐。

## 九、痰湿质特点及调理重点

痰湿质是人体津液代谢失常、体内水液运行受阻，以黏滞重浊为主要特征的体质状态。长时间劳累、思虑过度、饮食失调，导致肺脾功能低下，水湿内停形成痰湿质。其特征表现为易困倦，面部皮肤油脂较多，多汗且黏，胸闷，痰多，口黏腻或甜，大便溏烂不成形，苔腻，舌边有齿痕，脉滑。易患消渴、中风、胸痹等，对梅雨季节及湿重环境易感不适。

### （一）饮食调护重点

痰湿之生与肺、脾、肾三脏关系最为密切，故重点在于调补肺、脾、肾三脏。食养原则以健脾利湿，化痰泻浊为主。适宜食用的食物中，谷类有赤小豆、薏苡仁、红小豆、白扁豆、粳米等；菜类有冬瓜、白萝卜、山药、葱、姜、紫菜等；果类有枇杷、大枣、苹果、木瓜、柿子、龙眼、葡萄等；肉类有鲫鱼、牛肉、鲟鱼、带鱼、黄鳝、泥鳅、河虾、海蜇等。药食两用可选用广山药、砂仁、陈皮、茯苓、白术、炙甘草、薏苡仁、莲子、党参、紫苏等。不宜吃甜食、油腻的食物，戒酒，且最忌暴饮暴食和进食速度过快，限制盐的摄入。

### （二）起居调护重点

居住环境宜干燥而不宜潮湿，平时多进行户外活动，经常晒太阳或进行日光浴。衣着应透气散湿。在湿冷的气候条件下，应减少户外活动，避免受寒淋雨。因形体肥胖，易于困倦，故应根据自己的具体情况循序渐进，长期坚持运动，如散步，慢跑，打乒乓球、羽毛球、网球，游泳，练武术及适合自己的舞蹈。

### （三）穴位调理方法

可选地机、丰隆、中脘、足三里、脾俞。用按法或揉法点按地机、丰隆、足三里、脾俞，还可用摩法对中脘做环形而有节律的抚摩。可用艾条温和灸足三里、脾俞、中脘。

## 十、湿热质特点及调理重点

湿热质是以湿热内蕴为主要特征的体质状态。湿与热同时存在，因湿久留不除而郁积化热，或因素体为阳热体质复感湿邪，或直接外感湿热之邪而成湿热。其特征表现为面垢油光，易生痤疮，口苦，身重困倦，大便黏滞不畅而气臭，排便时肛门伴灼热感，小便短黄，舌质偏红，苔黄腻，脉滑数。易患疮疖、黄疸、热淋等。对夏末秋初湿热气候，湿重或气温偏高环境较难适应。

### （一）饮食调护重点

湿热质食养原则为分消湿浊，清泄伏火。以清淡为主，选用清热利湿、甘淡苦寒之品，避免选用辛辣燥烈之品。适宜食用的食物中，谷类有绿豆、薏米、赤小豆、粳米、玉米、紫米等；菜类有西红柿、黄瓜、藕、莲子、冬瓜、苦瓜、丝瓜、芹菜、荠菜、竹笋、紫菜、海带、四季豆等；果类有草莓、梨、荸荠等；肉类有泥鳅、河蚌、鸭肉、鲫鱼等。药食两用可选择广金钱草、广山药、金银花、藿香、甘草、防风、当归、贝母、茯苓等。不宜食用滋补类药食，如麦冬、熟地黄、燕窝、雪蛤、阿胶、蜂蜜、麦芽糖等，以及辛辣燥烈之品，如辣椒、狗肉、牛肉、羊肉、韭菜、胡椒、花椒、酒等。

### （二）起居调护重点

避免居住在低洼潮湿的地方，居住环境宜干燥，通风。不要熬夜、过于劳累。

盛夏暑湿较重的季节，减少户外活动的时间。保持充足而有规律的睡眠。适合做大强度、大运动量的锻炼，如中长跑、游泳、爬山、球类运动、武术等。夏天由于气温高、湿度大，最好选择在清晨或傍晚较凉爽时锻炼。

### （三）穴位调理方法

可选合谷、支沟、阴陵泉、小肠俞。用按法或揉法点按合谷、支沟、阴陵泉、小肠俞。可在小肠俞及腰骶部留罐。

## 十一、特禀质特点及调理重点

特禀质即平时常说的过敏体质，一般指容易发生过敏反应又找不到明确发病原因的人，主要是肺气不足，卫表不固，从而导致外邪容易内侵，引起多系统疾患。其特征表现为对食物、药物或自然界物品过敏或先天生理存在缺陷等。易患哮喘、荨麻疹、花粉症及对某些食物、药物过敏等，还包括遗传性疾病及胎传性疾病。对外界环境适应能力差，食物、药物不合适或季节变化不注意易引发宿疾。

### （一）饮食调护重点

特禀质食养原则为益气固表，补脾肺肾，顺应四时，以适寒温，避免接触致敏物质。适宜食用的食物中，谷类有玉米、燕麦、绿豆、薏苡仁等；菜类有黄瓜、冬瓜、山药、菠菜、胡萝卜、荠菜、芹菜、银耳、南瓜等；果类有苹果、梨、葡萄、荔枝、橘子等；肉类有猪瘦肉、鸡肉、鸭肉、鹌鹑等。药食两用可选择生姜、紫苏、薄荷、葛根、芫荽等。不宜食用生冷、辛辣、肥甘油腻、腥膻发物及含过敏物质的食物，如蚕豆、牛肉、鹅肉、鲤鱼、海鲜、酒、辣椒、浓茶、可乐、咖啡等。

### （二）起居调护重点

居室宜通风良好。保持室内清洁，被褥、床单要经常洗晒，防止对尘螨过敏。室内装修后不宜立即搬进居住，应打开窗户，让油漆、甲醛等化学物质气味挥散后再搬进新居。春季室外花粉较多时，要减少室外活动时间，防止对花粉过敏。不宜养宠物，以免对动物皮毛过敏。起居应有规律，保持充足的睡眠时间。积极参加各种体育锻炼，增强体质。天气寒冷时锻炼要注意防寒保暖，防止感冒。

### （三）穴位调理方法

可选神阙、曲池、足三里、风门。用按法或揉法点按风门、曲池、足三里。可在风门及足太阳膀胱经留罐。可用艾条温和灸足三里、神阙、风门。

# 参考文献

［1］高树中，刘兵，刘剑锋，等．ZYYXH/T 158—2010 中医保健技术操作规范第一部分 保健拔罐［S］.济南：山东中医药大学，2010.

［2］杨金生，刘智斌，王莹莹，等．ZYYXH/T 159—2010 中医保健技术操作规范第一部分 保健刮痧［S］.济南：山东中医药大学，2010.

［3］雷龙鸣，庞军，黄锦军，等．ZYYXH/T 169—2010 中医养生保健技术操作规范 脊柱推拿［S］.南宁：广西中医学院第一附属医院，2011.

［4］庞军，唐宏亮，雷龙鸣，等．ZYYXH/T 170—2010 中医养生保健技术操作规范 全身推拿［S］.南宁：广西中医学院第一附属医院，2011.

［5］孙建华，王和生，糜中平，等．ZYYXH/T 174—2010 中医养生保健技术操作规范 艾灸［S］.南宁：广西中医学院第一附属医院，2011.

［6］焦明耀，王志强，等．ZGYSYJH/T 1—17—2015 常用特色药膳技术指南（第一批）［S］.北京：中国药膳研究会，2015.

［7］陈涤平，周时高．中医养生学导论［M］.北京：人民卫生出版社，2019.

［8］倪诚．中医体质养生学［M］.北京：人民卫生出版社，2019.

［9］史丽萍，何富乐．中医药膳养生学［M］.北京：人民卫生出版社，2020.